NEW MEDICAL MANAGEMENT

Professional Nurse

プロフェッショナルナースのMBA

看護・福祉のマネジメント

国際医療福祉大学大学院教授
ヘルスケアMBAコース養成講座
武藤正樹 MASAKI MUTO

MASTER OF BUSINESS ADMINISTRATION

ぱる出版

はじめに～ナースの視野を広げるのが、ヘルスケアＭＢＡ（経営学修士）の知識だ！

看護師さんの専門分野がますます増えている。専門看護師、認定看護師、認定看護管理者など、それぞれの専門分野をざっと数えただけでも20分野以上にも及んでいる。さらに最近の大学院ではナースプラクティショナー（診療看護師）やＭＢＡ（経営学修士）なども、その専門分野に加わってきたので、まさにプロフェッショナルナース時代の到来といえる。

さて、著者が勤務する国際医療福祉大学大学院でもナースプラクティショナー養成コースや、医療に特化したヘルスケアＭＢＡ（経営学修士）コースが最近できた。私もナースプラクティショナー養成講座で講義をしたり、また最近ではＭＢＡコースの講義や演習も担当している。とくに最近の傾向では、このヘルスケアＭＢＡコースを目指す看護師さんが増えている。いよいよ看護においても本格的なプロフェッショナル・ナースによるＭＢＡ時代が始まったようだ。

さてＭＢＡとは、Master of Business Administration のことで、日本語では経営学修士と呼んでいる。国際医療福祉大学大学院のヘルスケアＭＢＡコースでは、看護以外にもさまざまなバックラウンドの院生、たとえば医師、薬剤師、栄養士、そしてリハビリのセラピストなどが、マーケティング理論、人事管理理論、財務会計や戦略統計などを学んでいる。ヘルスケアＭＢＡの場合、以上のような理論と共に、医療機関や地域医療、医療関連企業のケーススタディや演習を通じて経営戦略を実践的に学ぶので、看護系の受講生からは「看護以外の新たな視野が広がって大変よかった」と好評だ。

これまでの看護管理分野は看護に特化はしているが、逆にタコつぼ化していて、多職種の中で広く経営やマネジメントを学ぶ場が少なかった。この点、ヘルスケアMBAの授業は、経営全般について財務の視点、非財務の視点など複眼的な視点と、実際に起きている現実ケースから、具体的に解決策を学ぶことができるので、極めて実践的な学習といえる。

さて本書はこうしたプロフェッショナルナースの教育、とくにヘルスケアMBAや認定看護管理者を教えるにあたっての副読本として著した。団塊の世代が後期高齢者となる2025年へ向けて、医療や福祉の制度環境が大きく変わりつつある。こうした環境下における医療機関の外部の制度環境や内部の経営環境の変化をまず知ってほしいという願いから、最近の医療機関マネジメントに必要な項目をキーワードとして取り上げ、解説した。

本書が、ヘルスケアMBAや認定看護管理者のコースを受講されるみなさん、さらに広く最近の医療機関経営や医療制度改革に興味をお持ちのみなさんのお役に立てば幸いです。

2013年5月吉日　東京青山にて

国際医療福祉大学大学院教授（医療経営管理分野責任者）

武藤正樹

Dr.武藤のキーワードでわかる!

プロフェッショナルナースのMBA ● もくじ

~看護・福祉のマネジメント~

第1章　地域包括ケアと在宅医療スタート

第2章　入院医療基本料と看護

第6章　広がるナースの役割

第7章　医療費コスト削減の具体策

第8章　看護Ｐ４Ｐと介護Ｐ４Ｐ

第１章

地域包括ケアと在宅医療スタート

1　これからの地域包括ケアがめざすものとは何か

◎社会保障と税一体改革と地域包括ケア

２０１２年8月10日、「社会保障と税の一体改革（以下、「一体改革」）」関連法案が国会で成立した。「一体改革」とは団塊の世代７００万人が75歳以上の後期高齢者となる２０２５年へ向けて、これからの医療や介護の社会保障のグランドデザインを描いたものだ。この一体改革がいよいよ動きはじめる。

さて、一体改革では、社会保障の機能強化やその維持のため、消費税の引き上げなどによって財源の確保した上で、医療・介護などの社会保障制度の改革をめざしている。一体改革では、医療については現状では１０７万床ある一般病床を徹底的に機能分化して、２０２５年には１０３万床までに絞り込む。そして居住系施設や外来・在宅医療は大幅に増加させるとしている。つまりこれからは「病院から、地域へ」が合言葉になる。

とくに地域において高齢者を支える仕組みの中心となるのは、「地域包括ケア」である。「地域包括ケア」とは、人口1万人の中学校区くらいの地域を対象として、そこに暮らす高齢者の在宅医療や訪問介護、重度化予防、日常的な生活支援を、さまざまな専門職種の地域連携ネットワークを通じて支える仕組みである。本章では、この一体改革で提唱された地域包括ケアについて見て行こう。

◎地域包括ケアの歴史

まず地域包括ケアの歴史を振り返ってみよう。地域包括ケアのさきがけとなったのは、１９７０年代に始まった広島県公立みつぎ総合病院を拠点とした尾道市御調町の「地域包括ケア」である。この「地域包括ケア」の最初の提唱者でもある同病院の山口昇医師は、１９７０年当時、脳卒中や心筋梗塞でみつぎ総合病院に入院した高齢者が退院し、在宅に帰ってから間もなく「寝たきり」となって再入院するケースが多いことに気がついた。これに対し、御調町は１９７５年から看護や医療を在宅に「出前」するサービスを開始して、寝たきり防止に努めることにした。さらに町の保健福祉部門を病院内の健康管理センターに統合する組織改革を１９８４年に実施した。このころから、御調町の保健医療福祉の統合化による「寝たきり予防」に向けた実践を「地域包括ケア」と呼ぶようになった。

このようにして始まった「地域包括ケア」であるが、この仕組みを医療と福祉の多元的なサービス提供体制のなかで普遍化して全国的な政策として実現していくためには、さらに２０００年から始まる介護保険制度の誕生を待たなければならなかった。２０００年に介護保険制度がスタートして間もなく、厚労省老健局が組織した高齢者介護研究会がまとめた「２０１５年の高齢者介護」で、改めて「地域包括ケア」の構築の必要性が提言される。そして、さらに２０１０年の「地域包括ケア研究会」（座長／慶応義塾大学大学院・田中滋）の報告書の中で、その概念整備がなされ、全国的な政策として普遍化するに至った。具体的には介護保険制度改正で、「地域包括支援センター」が制度化され、介護療養病床の廃止に対応するための「地域ケア整備指針」の策定が義務づけられる中で、いよいよ地域包括ケアは２０１２年から本格的なスタートを切ることとなった。

◎地域包括ケアの今日的背景とは？

１９７０年代の山口昇先生のころの地域包括ケアの目標は、先述のように「寝たきりゼロ」であった。しかし時代は変わり、21世紀の地域包括ケアのターゲットは高齢化する団塊世代である。団塊世代とは第二次世界大戦後の１９４７年～49年に生まれた７００万人のベビーブーマーの世代を指す。私も49年生まれの団塊世代である。私は団塊世代の最後尾であるが、すでに団塊世代の先頭集団は、65歳以上の前期高齢者に到達している。そして２０２５年には団塊世代のすべてが75歳以上後期高齢者に達する。そのとき日本は75歳以上人口割合がなんと18％を超え、その人口は史上空前の２１６７万人にも達する。そしてそれに伴って認知症高齢者、および単身・夫婦のみ世帯の高齢者が激増する。このことは現在のような病院や介護施設中心の体制ではとても立ち行かず、抜本的な社会保障体制の改革が必要となることを意味している。

さらに、今後の団塊の世代高齢者の増加は、全国一律に起きるわけではなく、地域で大きく異なる。一言でいえば都市部とその周辺部の高齢化が顕著となる。というのも高度成長期、団塊の世代は地方から都市部に職場を求めて移動した。そして都市部およびその周辺部の住宅地に定住した。こうして団塊世代が定住した埼玉、千葉、神奈川、愛知、大阪、東京がこれからの団塊世代高齢者が大激増する県である。つまり２０２５年へ向けてとくに重要なのが、都市部およびその周辺部における地域包括ケアの構築ということになる。

◎地域包括ケアとは？

さてここで改めて地域包括ケアを見て行こう。地域包括ケアとは、地域包括ケア研究会報告書によれば、「ニーズに応じた住宅が提供されることを基本とした上で、生活上の安全・安心・健康を確保するために、医療や介護、予防のみならず、福祉サービスを含めた様々な生活支援サービスが日常生活の場（日常生活圏域）で適切に提供できるような地域での体制」としている。その際、地域包括ケア圏域については、「おおむね30分以内に駆けつけられる圏域」を理想的な圏域として定義し、具体的には、中学校区を基本とすることとしている。

さて地域包括ケアは具体的には以下の５つの視点が包括的、継続的に提供される必要がある。この５つの視点について見ていこう。

（1）医療との連携
・24時間対応の在宅医療、訪問看護やリハビリテーションの充実強化
・介護職員によるたんの吸引などの医療行為の実施
（2）介護サービスの充実強化
・特養などの介護拠点の緊急整備
・24時間対応の定期巡回・随時対応サービスの創設など在宅サービスの強化
（3）予防の推進
・できる限り要介護状態とならないための予防の取り組みや自立支援型の介護の推進
（4）見守り、配食、買い物など、多様な生活支援サービスの確保や権利擁護など
・一人暮らし、高齢者夫婦のみ世帯の増加、認知症の増加を踏まえて、様々な生活支援サービス（見守り、配食などの生活支援や財産管理などの権利擁護サービス）の推進。
（5）高齢期になっても住み続けることのできる高齢者住まいの整備（国交省と連携）
・一定の基準を満たした有料老人ホームと高齢者専用賃貸住宅を、サービス付高齢者住宅として高齢者住まい法に位置づける。

◎地域包括ケアを支える3つの新サービス

さて、地域包括ケアを構築するためには、在宅での要介護状態に対応できる医療・介護サービスの体系的な構築が課題となる。２０１２年の診療報酬改定でも、在宅医療が手厚く評価された。たとえば、病院の平均在院日数が短縮されるなか、退院後の受け皿となる在宅療養支援診療所などの機能を強化した上で、緊急時や夜間の往診の報酬をアップした。訪問看護についても医療の必要性の高い患者への訪問の報酬をアップ

【図1-1】24時間対応型訪問介護サービス例

・随時訪問の代表例（複数回答）

①ベッドや車椅子からのずり落ち（46％）
②オムツ交換・トイレ介助（46％）
③トイレやお風呂で転倒（26．9％）
④体調が悪い（11．5％）
⑤何となく不安（7．7％）

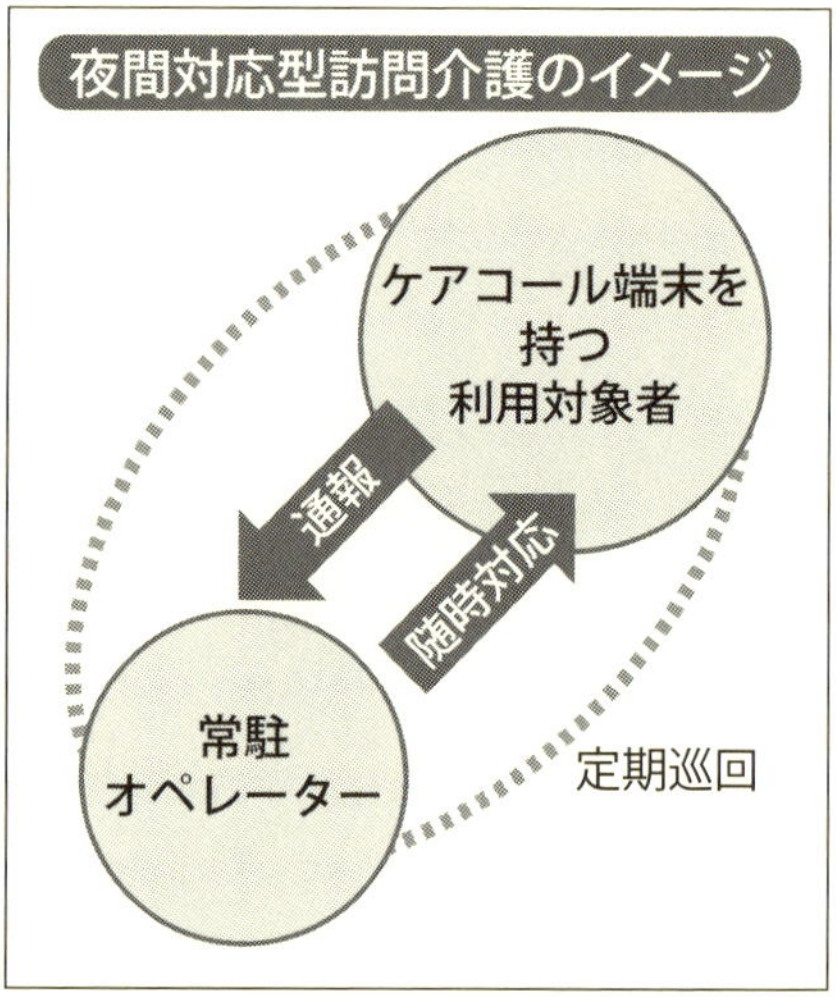

平成21年度世田谷区24時間随時訪問サービス当評価研究事業報告書

した。

一方、この地域包括ケアを支えるため、次の3つの新サービスを創設した。①定期巡回・随時対応型訪問介護看護、②複合型サービス、③サービス付高齢者向け住宅。この概要について次に見ていこう。

（1）定期巡回・随時対応型訪問介護看護

この新サービスは改正介護保険法（2011年6月）によって導入された。このサービスは要介護高齢者の在宅生活を支えるため、日中・夜間を通じて訪問介護と訪問看護が密接に連携しながら、定期的に巡回し、24時間対応でオペレーターが電話を受け付け、相談援助や随時訪問を行う。従来の介護サービスは一定の時間をかけないとサービスとみなされず、使い勝手がよくなかった。新サービスでは食事介護や服薬確認、褥瘡の対処や血圧・体温チェックなどのケアを24時間体制で行う。そして従来の介護サービスとは異なり、利用者の自己負担は介護度に応じた定額制で、原則、1日に何度利用しても負担額は変わらない。図1－1

にこの新サービスの実際の介護サービス内容の例を示した。

（２）複合型サービス

この新サービスは、２０１１年５月の介護給付費分科会で導入が決まった。具体的には小規模多機能型居宅介護に訪問看護や訪問介護を横付けしたものだ。

小規模多機能型居宅介護とは、「通い（デイサービス）」を中心として、要介護者の様態や希望に応じて、随時「訪問（訪問介護）」や「泊まり（ショートステイ）」を組み合わせてサービスを提供することで、認知症や中重度の利用者でも在宅での生活が継続できるように支援するもので、２００６年の介護保険制度改正で導入された。このサービスが創設される前では、「通い」、「訪問」、「泊まり」などの介護サービスをそれぞれ別の施設で受けることにより、それぞれの場面で利用者に対応するスタッフが異なるために馴染みの関係やケアの連続性が保たれないなどの問題があった。特に認知症高齢者の場合、記憶や認知機能の障害のために、自分のいる場所がわからなくなったり、周囲の環境の変化に対応ができなくなるなど、不安や混乱から症状の悪化を引き起こすことがみられた。小規模多機能居宅介護を提供する施設は、地域に根ざした小規模の施設であるため、「通い」、「訪問」、「泊まり」等のサービスを利用するときに同じスタッフが対応できるので、連続性のあるケアを提供できる利点がある。複合型サービスは、この小規模多機能型居宅介護に訪問看護や介護の機能を加えることで機能強化したものだ。

（３）サービス付高齢者向け住宅

サービス付高齢者向け住宅は２０１１年10月の改正高齢者住まい法で導入された。

地域包括ケアの中で、特に強調されているのが、この「住まい」の視点である。高齢化が急速に進む中で、高齢の単身者や夫婦のみの世帯が増加しており、医療と介護とが連携して高齢者を支援するサービスを提供する住宅の供給が欧米各国に比べて立ち後れていた。我が国は特養や老健などの介護施設は各国と比べてもそん色ないが、サービス付き高齢者向け住宅の整備が遅れているのが現状だ。そのため今回、高齢者住まい法を改正して、従来の高齢者専用賃貸住宅や高齢者向け優良賃貸住宅を統合してサービス付き高齢者向け住宅に統合した。国土交通省は補助金を用いてこの10年間に60万戸の整備を進める予定とのことだ。

〈参考文献〉地域包括ケア研究会報告書〜今後の検討のための論点整理〜厚生労働省
http://www.mhlw.go.jp/houdou/2009/05/dl/h0522-1.pdf

2 医療計画と在宅医療

２００８年実施の患者調査によれば、在宅医療を受けた患者数は推計1日に9・9万人で、２００５年調査時の6・5万人より3万人以上増えている。その内訳は一般診療所からが6・2万人、歯科診療所が2・5万人、病院からの在宅医療が1・1万人となっていて、診療所が主体である。また訪問看護については、２０１０年の介護給付実態調査から介護保険の居宅サービスにおける訪問看護利用数を見ると、２００９年は25・8万人であり、最近の伸びはわずかで横ばいが続いている。しかし今後、在宅医療の需要は、７００万人の団塊の世代の高齢化にともなって都市部を中心に急増すると考えられる。

◎医療計画見直し検討会

こうした中、２０１１年7月13日、「医療計画の見直し等に関する検討会（以下、検討会）」（座長、筆者）が「在宅医療」をテーマに厚労省で開かれた。この検討会は２０１３年から各都道府県でスタートする新医療計画の作成指針をとりまとめる検討会で、２０１０年の暮れから２０１１年暮れまで10回にわたり行われた。

医療計画とは医療法によって、その作成が各都道府県に義務づけられている医療提供体制の基本計画のことである。そして医療計画は5年に一度見直されている。現行の医療計画については2006年の第5次医療法改正で、その内容が大幅に見直されて、2008年から実施されている。見直しのポイントは、それまでの大学病院や地域基幹病院を3次医療として、その下に一般病院の2次医療、そして診療所の1次医療をピラミッド型に配置した医療計画から、患者や住民を中心として「疾病」と「事業」ごとに各医療機関の配置や連携をきめ細かく行う計画への転換だった。それが4疾患（がん、脳卒中、急性心筋梗塞、糖尿病）と5事業（救急医療、災害医療、へき地医療、周産期医療、小児医療）ごとに作成する医療計画である。

この現在進行中の医療計画は都道府県によって多少の時期のずれはあるが、おおむね2008年から5年間、つまり2012年を最終年度として実施されていた。そして2013年からは新たな医療計画がスタートすることになった。

このため2013年スタートの新医療計画についての見直し検討が、国で行われた。さてこの検討を行ったのが、社会保障審議会医療部会と私が座長を務める検討会である。医療計画の見直しの大きな方針検討は社会保障審議会医療部会で行われ、その検討結果を受けて都道府県に通知する医療計画の作成の指針を検討するのが私どもの検討会であった。

さて検討会では医療計画見直しの作成指針を、2012年度末までにとりまとめたうえで、厚生労働省からの「通知」として各都道府県に発出した。この通知にも2種類あって、医療計画の作成に関する留意事項については局長通知で、また疾病・事業ごとの医療体制の作成指針については課長通知で各都道府県に発出することとした。そして、各都道府県ではこの通知に基づいて2013年からスタートする新医療計画の作成に取りかかることになったというわけだ。

◎在宅療養支援診療所、在宅療養支援病院

さて2011年7月13日に開かれた検討会の論点は、急増する在宅医療の需要を目前にして2013年から始まる次期の医療計画で、在宅医療をどのように位置づけするかであった。ここではこの検討会の内容を振り返ってみよう。

まず検討会では、厚生労働省医政局指導課在宅医療推進室から、在宅医療に係わる提供体制、とくに在宅療養支援診療所や在宅療養支援病院、訪問看護ステーションの現状の説明があった。まず在宅療養支援診療所は在宅医療に特化した診療所で06年の診療報酬で導入された。死亡前24時間以内に訪問して患者を看取れば1万点という高額な報酬がつくことで話題になった。2010年11月現在、在宅療養支援診療所数は1万2577軒、ただ実際に在宅で看取りをしているのはその半数、さらに1万点を請求しているのは全体の3割ぐらいとも言われている。在宅療養支援診療所の都道府県の分布を見てみるとやはり都市部に多いようである。

つぎに在宅療養支援病院について見ていこう。在宅療養支援病院とは08年の診療報酬改定で導入された新たな病院類型で、当初は半径4km以内に診療所のない地域で在宅療養支援診療所に代わって在宅医療を行う病院として登場した。しかし実際には半径4km圏内に診療所のない地域は国内ではわずかで、当初この在宅療養支援病院に手挙げしたのは全国でも11病院しかなかった。しかしその後、2010年の診療報酬改定で、設置用件の緩和がはかられて、4km圏内に診療所があっても、24時間365日の在宅医療の支援体制をとりしかも200病床以下の病院であればどこでも在宅療養支援病院となることができることとした。このため2010年以降、診療報酬上の手厚い評価もあって、在宅療養支援病院が急増し、2011年3月現在では403病院にまで急増した。その都道府県の分布をみると大阪・兵庫に最も多く集中している。

◎訪問看護ステーション

訪問看護ステーションについては、居宅サービス全体の利用者数は伸びているにもかかわらず、訪問看護ステーション数は伸び悩んでいることが検討会では報告された。

訪問看護ステーション数の伸び悩みの原因については、検討会では日本看護協会の斎藤訓子委員から、以下の３つの課題が指摘された。

①人材確保
②事業運営の課題
③ケアマネジメントの課題

①人材の確保・定着の課題については、訪問看護ステーションの高い離職率、人材確保の難しさが挙げられた。とくに人材確保・定着の問題の背景には、訪問看護ステーションの処遇の悪さ、新人看護職員を教育・育成する体制不足などがある。つぎに②事業運営の課題としては、訪問看護サービスは医療保険と介護保険が入り交じっていて制度的な齟齬があり、経営管理が難しいこと、訪問看護による直接的ケア以外に周辺業務が多く、看護職がそれらの業務の煩雑さによって、多数の訪問件数をこなすことができないことが指摘された。そして③ケアマネジメントの課題としては、ケアマネジャーが、訪問看護サービスの「支給限度額」や「訪問看護の必要性の判断」に課題を感じていることなどが挙げられた。

また検討会では、在宅医療推進室から在宅医療と医療計画に関連して、各都道府県の在宅医療に関する医療計画への記載状況の報告があった。

それによるとこれまで、都道府県で医療計画に在宅医療の数値目標を記載しているのは11都道府県に留まっていることが分かった。その中でも詳細に記載を行っているのは、熊本県、福島県で、これらの県では、在宅医療の数値目標についてもより詳細に、多項目に渡って記載している。また訪問看護ステーション数の設置目標を掲げているのは熊本、福島、沖縄の3県のみだった。つぎに検討会では慶應義塾大学医学部衛生学公衆衛生学武林亨教授が在宅看取り率を主な評価指標に用いた分析を報告した。分析によれば、全国の在宅看取り率は平均では約6％と推計されるが、最大差が8％以上と、地域によってばらつきが見られたという。また、病床が多い地域ほど在宅看取り率が少ないといった相関関係も認められるという。なお在宅療養支援診療所と一般診療所の在宅看取り総数に占める割合はほぼ半々で、一般の診療所も支援診療所と同程度に在宅看取りに取り組んでいることがわかった。

◎医療計画における在宅医療の位置づけ

検討会では以上の現状報告から、委員からは医療計画における在宅医療の位置づけを、より明確にして、各都道府県に徹底すべきという意見が相次いだ。神野正博委員（全日本病院協会副会長）は、「医療法上、在宅医療は規定されているものの、4疾病5事業にくらべて、医療機関も行政も、そして国民も（医療計画の項目として）なじみが薄い。在宅を事業として、精神疾患を入れて5疾病6事業、あるいは5疾病5事業1在宅などときちんと明示し国の指針を示すべきである。」と述べた。

たしかに前述したように、これまで在宅医療の医療計画における目標指標を記載しているのは、11都道県しかなかった。在宅医療を医療計画に明確に位置づけて、全都道府県で医療計画に在宅医療に係わる提供体制や連携体制の目標数値を記載することを徹底すべきだろう。

さて検討会ではこうした在宅医療の医療計画への位置づけについて、以下のような方針で臨むことになった。まず在宅医療の医療計画における位置づけを、より明確にするために、在宅医療の提供体制に関する指針を他の5事業とは、別にとりまとめて都道府県に通知して、その医療計画への取り込みを徹底させていくことになった。

◎在宅医療体制構築指針

さてこの在宅医療に関する指針案について、検討会では以下の案が提示された。この指針案は国立長寿医療研究センターが中心となって組織する「在宅医療推進会議」（日本医師会、歯科医師会、薬剤師会、看護協会等）がとりまとめたもので、以下の「在宅医療体制構築に係る指針案」である。

この「在宅医療体制構築に係る指針案」には、つぎの4つのポイントが盛り込まれている。

①24時間365日、患者の生活の視点に立った多職種連携医療の確保
②看取りまで行える医療のための連携体制
③認知症の在宅医療の推進
④介護との連携─など

さらに同指針では在宅医療における指標（数値目標）についても言及している。この指標はストラクチャー、プロセス、アウトカム別に記載さていて、アウトカム指標には1ヶ月以内の再入院率や在宅死亡数・率、在宅療養支援診療所・病院における看取り数も含まれている。

さて、現在、65歳以上高齢者は2898万人。この数は2020年には3590万人、さらに2030年には3667万人となる。また年間死亡総数も現在の約120万人から2030年の170万人の大死亡時代へと向かう。この高齢化の中核をなすのは、著者もその一人である戦後生まれの団塊の世代（1947～1949年生まれ）の700万人である。その団塊世代は前期高齢者に突入している。団塊の世代の多くは、高度成長期に仕事を求めて地方から都会に定住した。このため日本の大都市圏とその周辺部の地域がこれから一挙に高齢化をする。こうした団塊の世代の高齢化にしたがって在宅医療の需要も急増すると考えられる。

検討会での議論でも、在宅医療を医療計画の中でも明確に位置づけることについては、委員の中からも積極的に推す声はあっても異論はなかった。

◎在宅医療の課題

医療計画見直し検討会における在宅医療の論点を紹介してきた。しかし同時に、現状の在宅医療には明らかに課題も多い。最後に日本慢性期医療協会（武久洋三会長）が挙げている在宅医療推進にあたっての課題を挙げておこう。①在宅医療に対する国民の意識不足、②急性期医療側の在宅医療に対する認識不足、③中重度者の在宅ケアプランにおける医療系サービス不足、④在宅看取り数だけで在宅医療を評価することの課題、④在宅医療の地域差、など。

２０１３年から始まる次期の医療計画においては、在宅医療の位置づけ、そしてその構築へむけての住民・医療従事者の意識変革、在宅療養支援診療所、在宅療養支援病院、訪問看護ステーションなどの在宅医療提供体制の整備が喫緊の課題といえる。

〈参考文献〉第５回医療計画見直し等に関する検討会（厚生労働省医政局資料２０１１年7月13日）
http://www.mhlw.go.jp/stf/shingi/2r9852000001jlr7.html

3　在宅医療連携拠点事業

◎在宅医療連携拠点事業

在宅医療連携拠点事業は２０１１年度から始まった在宅医療に関するモデル事業で、後述するように全国

10箇所が指定を受けた。２０１２年度はこれをさらにスケールアップして全国１００箇所程度を実施した。では在宅医療連携拠点事業（以下、連携拠点）の概要について見ていこう。この連携拠点については、２０１２年３月30日に厚労省医政局より「在宅医療連携拠点事業の実施について」（医政発０３３０第10号）という通知文書が各都道府県知事宛に出されている。これによるとその連携拠点の目的は、以下のとおりで在宅医療を提供する機関等を連携拠点として、多職種協働による在宅医療の支援体制の構築にあるとしている。

連携拠点の目的は通知文書からは以下のとおりである。「国民が住み慣れた地域で生活することを支えるためには、医療・福祉・保健にまたがる様々な支援を提供する必要がある。本事業は、在宅医療を提供する機関等を連携拠点として、地域の医師、歯科医師、看護師、薬剤師、社会福祉士などの多職種協働による在宅医療の支援体制を構築し、地域における包括的かつ継続的な在宅医療の提供を目指すとともに、今後の在宅医療に関する政策立案や均てん化などに資することを目的とする。」

連携拠点の実施主体としては在宅医療を提供する関係機関として、都道府県、市町村、在宅療養支援診療所、在宅療養支援病院、訪問看護ステーション及びその他厚生労働大臣が認める者としている。

◎在宅療養連携拠点事業の内容

つぎに連携拠点の事業内容を「在宅医療連携拠点事業実施手順書」（以下、手順書）に沿って見ていこう。本事業は在宅医療を提供する機関等を「連携拠点」として、介護支援専門員の資格を持つ看護師等及び医療ソーシャルワーカーを配置し、つぎの事業等を行うことで地域における包括的かつ継続的な在宅医療を提供するための体制を構築するとしている。

（１）多職種連携の課題に対する解決策の抽出

（2）在宅医療従事者の負担軽減の支援
（3）効率的な医療提供のための多職種連携
以下にこれらを見ていこう。

（1）多職種連携の課題に対する解決策の抽出

地域における連携体制の前提となるのは、医療福祉従事者の「顔の見える関係」の構築である。しかし現在、地域内の医療福祉従事者の交流は、同じ施設内に限定されていることが多く、地域において「顔の見える関係」を構築するためには、現場の医療福祉従事者の交流の機会を確保し、情報が職種や施設を超えて共有されることが求められていると手順書は述べている。

そのために連携拠点では、地域の医療福祉従事者が一堂に会する場を定期的に設定し、在宅医療における連携上の課題の抽出及びその対応策の検討や学習会を実施することとしている。

具体的には連携拠点では地域の在宅医療に関わる多職種（病院関係者・介護従事者等も含む）が一堂に会する場を年4回以上設定する。そのうち1回は、各地域の行政担当官及び各関連施設の管理者が参加する会合を設定する。そして会合では以下の内容について検討を行う。会合では地域における連携上の課題を抽出し、その解決策を検討し、学習会、症例検討会などの実施を行うこととしている。

（2）在宅医療従事者の負担軽減の支援

在宅医療においては、24時間体制の構築が課題とされている。しかし一方、それを負担に感じている在宅医療従事者も少なくない。その理由として、各職種が異なる施設に所属していること、常勤医師が一名の開業医や小規模訪問看護ステーションが多いことなどを手順書では挙げている。

このため連携拠点では、地域の医療・福祉資源を把握し、地域の医療従事者から抽出された課題等も踏まえて、地域の在宅医療をより効率的に提供するため以下の方策を実施することとしている。

①24時間体制を構築するためのネットワーク化

24時間対応の困難な診療所、保険薬局及び小規模ゆえ緊急時や夜間・休日対応の困難な訪問看護ステーション等が在宅医療を提供する際、その負担を軽減するため、在宅医療を提供する機関のネットワーク化等により、互いに在宅機能を補完する体制を構築する。

②チーム医療を提供するための情報共有体制の整備

異なる施設に所属する多職種が適宜患者情報を共有できる体制を検討・実施する。刻々と変化する患者の状態や今後の方針等に関する情報を、チームを組む医療福祉従事者が適宜共有できる体制の構築や工夫、多職種が連携する上で、共有すべき情報の整理などを行うことと手順書では述べている。

（３）効率的な医療提供のための多職種連携

効率的な在宅医療の提供には、医療・福祉・保健にまたがる様々な支援を包括的かつ継続的に提供していく体制が必要であり、限られた資源を効率よく活用する仕組みが求められていると手順書では述べている。

具体的内容としては、拠点は地域の医療・福祉・保健資源の機能等を把握し、拠点に配置された介護支援専門員の資格を持つ看護師等と医療ソーシャルワーカーが、地域包括支援センター等と連携しながら、医療・福祉・保健にまたがる様々な支援を包括的かつ継続的に提供するよう関係機関に働きかけを行う。

そして連携拠点の介護支援専門員の資格を持つ看護師等と医療ソーシャルワーカーは、以下の活動を行うとしている。

①アウトリーチ（訪問支援）

地域包括支援センターに対して、医療的な助言や支援を行う。また地域包括支援センターと連携して居宅介護支援事業所等に医療的な助言や支援を行う。地域の医療機関に出向き、退院・調整の支援を行う。地域の福祉機関において、医療的な助言や支援を行う。必要に応じ、在宅歯科医療連携室等と連携して、歯科の助言や支援を行う。

②地域の医療・福祉資源の量・質に関する最適化に向けての活動

地域全体の医療提供体制を把握し、不足する資源に対しては、代替資源の開拓等を行う。また多職種の連携にあたって、提供される医療やケアの質が担保されるよう、標準化されたツールの導入等を検討する。

その他、連携拠点での事業計画としては以下を挙げている。

①緊急一時入院ベッドの確保、レスパイトサービスの実施

在宅療養が困難であるとした者の多くが、その理由として「緊急時の対応が不安である」「介護者の負担が心配である」を挙げている。こうした不安を払拭するため、連携拠点自らまたは連携拠点が連携している医療機関等が、症状が急変した際などに入院できる緊急一時入院ベッドの確保やレスパイトサービスの実施等、在宅療養継続支援を提供すること。

②訪問看護のコールセンター機能

訪問看護を効率的に活用するため、訪問看護に関する相談窓口を一元化し、ニーズに合わせた医療機関や事業所等の紹介と相談業務の効率化を図る等の活動を行うこと。

③医療・介護のワンストップサービス

地域包括支援センターと協働で、住民に対する医療・福祉・保健をまたいだワンストップサービスを提供する。

なお、連携拠点の事業範囲は中学校区程度を想定している。

◎連携拠点モデル事業の具体例

さて２０１１年度の連携拠点モデル事業に採択されたのは全国で10件である。つぎにこれら各地の具体例を見ていこう。

（１）医療法人葵会もりおか往診クリニック

岩手県盛岡市にあるもりおか往診クリニックは、高齢率21・６％の岩手県盛岡地区にある在宅療養支援診療所（無床）である。常勤医師３名、非常勤医師４名、看護師３名、事務員３名で毎日40件の訪問診療でおよそ３００名の在宅患者の診療をしている。そして在宅看取りの実績は６２８名（２００２年〜２０１１年６月）である。

この地区での課題は「医療依存度の高い療養患者の受け入れ先が不足している」、「在宅医療の総合相談窓口がない」、「一般市民への在宅医療の啓発が不足している」、「多職種連携のための研修会等が不足している」、「在宅医が不足している」ことなどであった。このため多職種合同カンファレンスや在宅チームの共通電子カルテを整備したりしている。連携拠点の役割は一般の方からの相談窓口、各種研修会の企画運営、多職種連携支援や情報共有であると考えている。

（２）医療法人財団千葉健愛会あおぞら診療所

千葉県松戸市に立地するあおぞら診療所は、２００７年から３人の開業医仲間からスタートした在宅療養支援診療所で、在宅医療における病診・診診連携、歯科連携、訪問看護、保険薬局、介護との連携を行っている。連携はたとえば２００７年より松戸市立病院の緩和ケアチームやみさと健和病院緩和ケア病棟カンファレンスに参加したり、松戸市内の病院ケースワーカーとの学習会を開催したりしている。また多職種合同カンファレンスも１５０人規模で過去2回行っているという。

（３）医療法人博仁会志村大宮病院

茨城県常陸大宮市にある志村大宮病院は回復期リハビリ病棟と在宅部門を持つ医療法人病院で、脳卒中連携パスの運用や、医療介護連携システム推進協議会、24時間コールセンター、多職種合同カンファレンスを開催している。茨城県央・県北脳卒中地域連携パス研究会ではグループワークで事例検討会も行っている。

(4) 社会医療法人恵和会西岡病院

札幌市にある西岡病院は一般病床48床・療養病床50床の在宅療養支援病院で、在宅医療従事者の負担軽減のための支援のためのシステム「とよひら・りんく」を構築し、24時間体制の構築やICTによる情報共有化を構築中である。また多職種連携にも注力している。

(5) (株) ケアーズ白十字訪問看護ステーション

東京都新宿区戸山にある訪問看護ステーションでは、2011年7月から「暮らしの保健室」を立ち上げ、健康相談、介護・医療相談、がん相談や介護関係者からの連携に関する相談も受け付けている。「暮らしの保健室」は多くのボランティアの協力が、その活動を支えている。ここには「入院はつらいので在宅療養をしたい」、「退院をするように言われて不安で不安で……」、「がんの緩和ケアを受けたい」などの相談に立ち寄る人が跡を絶たない。また多職種協働の勉強会も開催している。

(6) 別府市医師会訪問看護ステーション

別府市医師会の地域福祉部門は、訪問看護ステーション、居宅介護支援センター、ヘルパーステーションで構成されている。ここで地域連携システム会議を行い課題の抽出をしている。課題は「連携をまとめる機関がない」、「多職種間の事業内容をおおまかに理解している程度なので、患者に必要なサービスにつながられない」、「医療と福祉間の垣根が高い、相談・連携が遅れがち」などである。いま在宅医療連携ガイド作成へ向けてアンケート実施中という。

(7) 鶴岡地区医師会

山形県鶴岡市・三川町の医師会内に設置された在宅医療連携拠点の例である。この地域には病院8、診療所85、居宅介護支援35、特養10、老健4、デイサービス44、ショートステイ20、訪問介護35がある。こうした中で同医師会では連携拠点において多職種研修会の開催や、地域ＩＣＴシステムＮＥＴ４Ｕを使った連携や相談窓口活動を行っている。

（８）福井県大野市

福井県大野市は人口３万８千人の地方都市である。この市の市民福祉部に在宅医療連携拠点を設置した。同市には、病院４、診療所22、歯科診療所12、訪問看護ステーション４、介護支援事業所10、介護サービス事業所37、介護保険施設５がある。ここで多職種連携の課題の抽出のため地域医療協議会の開催を行っている。また在宅医療研修会や診療所の支援等を行っている。

（９）社会医療法人長崎記念病院

長崎県長崎市にある長崎記念病院（一般１６４床、療養44床、介護48床、回復リハ48床）に在宅医療連携拠点を設置した。長崎市南西部在宅医療連携合同会議を開催し、メーリングリストによる情報共有や医師会との連携を行っている。

（10）社会福祉法人天竜厚生会

静岡県浜松市の北遠地域にある天竜厚生会に在宅医療連携拠点を設置した。地域にある浜松市国保佐久間病院、国立病院機構天竜病院、天竜厚生診療所や周辺の診療所、介護事業所、居宅介護支援事業所、訪問看護ステーションとともに、実態調査を行うと同時に、地域連携医療パス（口腔衛生）、情報連携や共有のあり方について検討している。

◎在宅医療の医療法への位置づけ

さて、厚生労働省は２０１０年10月27日に開催された社会保障審議会医療部会において、在宅医療の拠点となる診療所や病院を医療法に位置づけるとともに、医療計画の策定時に在宅医療を提供する診療所・病院・薬局・訪問看護ステーションの現状を把握するよう都道府県に求める方針を示した。また在宅医療の数値目標や連携体制を、医療計画に記載することを医療法で義務づけることも提案した。在宅医療で中心的な役割を果たす医療機関としては、24時間の往診対応などを要件とする「在宅療養支援診療所」を、06年度から診療報酬上の診療所類型として導入し、また08年度にはそのコンセプトを病院に拡大して「在宅療養支援病院」を新設した。２０１０年現在、在宅療養支援診療所の届出は、２０１０年7月時点で1万２４８７施設まで増加した。しかし在宅の看取りを行っている在宅療養支援診療所は全体の半数にとどまるなど、かならずしも十分に機能していないのが現状だ。また在宅療養支援病院は当初、10施設程度しか届出がなかったが、10年度にその要件を緩和してから、一挙に４０３病院までに急増したものの、人口当たり届出施設数には都道府県格差が見られる。さらに今回のテーマである在宅医療連携拠点のさらなる整備を２０１１年度の予算概算要求に盛り込むなど、医療と介護の連携を含めた包括的な在宅医療体制の構築をめざしている。

さらに厚労省は、上記の在宅療養支援診療所や在宅療養支援病院、さらには在宅医療連携拠点を医療法に位置づけることも考えている。これらの医療機関や連携拠点を医療法に位置づければ、その名称独占が可能になり、在宅療養支援診療所や在宅療養支援病院、そして在宅医療連携拠点がどこにあるか明確になる。またその実績報告を求めることで地域の実態を把握することもできる。

前回の医療法改正は２００６年、小泉内閣の時であった。それから早くも7年が過ぎている。前回の医療法は戦後5回目の改正だったので、第5次医療法改正と呼ばれている。改正ではとくに地域医療計画の大幅見直しが行われた。そろそろ第6次の医療法改正の次期でもある。

在宅医療を目玉とした医療法改正に期待したい。

４　米国の訪問看護師とＰ４Ｐ

20年以上も前のことだが、ニューヨークで、厚労省の家庭医研修のプログラムで留学していたとき、訪問看護師さんと往診に出かけたことがある。バスルームで転んで外出もままならないというユダヤ人のおばあさんのアパートの1室を訪ねた。おばあさんの診察を終えたあと、転倒したというバスルームの照明や段差のチェックをしたり、薬箱や冷蔵庫を開けて残薬や食品の内容をチェックしたりした。今から思うと、当時からニューヨークでは訪問看護が盛んだった。

さてここでは、最近の米国における訪問看護の最新の現状と、その支払い方式、そして最近導入された訪問看護Ｐ４Ｐ（Pay for Performance: 質に基づく支払い方式）について紹介していこう。

◎ニューヨークの訪問看護サービス

まずニューヨークの訪問看護事業所の中でもひときわ大きなニューヨーク訪問看護サービス（ＶＮＳＮＹ:Visting Nurse Service of New York）を紹介しよう。ＶＮＳＮＹの歴史は１８９３年にニューヨークの貧困層の結核患者のために2人の若い看護師が始めた小さな訪問看護事業所からスタートする。以来１２０年、いまではニューヨーク市内から近郊までカバーするニューヨーク最大の規模の事業所に成長した。現在のＶＮＳＮＹは、看護師数はなんと２５００人、そしてリハビリセラピスト７００人、ソーシャルワーカー６００人、ヘルパー６０００人、栄養士１４０人あまりを擁していて、毎日３万件の訪問を行っている。

さて訪問看護師に求められるのはいつの時代でも患者宅を素早く訪れるための機動性である。このためＶＮＳＮＹの創始者の一人のリリアンは、１８９０年代のマンハッタンのビルの屋上から屋上へと近道を移動して患者宅を訪問したという。同じように現在のＶＮＳＮＹの看護師さんの移動の武器は自転車である。路上駐車がままならいマンハッタンでは自転車が大活躍している。

◎米国の訪問看護の支払い方式

さて米国の訪問看護の支払い方式を見ていこう。米国では訪問看護の診療報酬支払いにも包括支払い方式が導入されていて、訪問看護包括払い制（HHA／PPS:Home Health Agency /Prospective Payment System）と呼ばれている。

このHHA／PPSは、入院におけるDRG／PPSと同様、以下のような診断群分類と支払いルールとなっている。まず包括期間は60日を1期間として以下の診断群を1つ選び包括支払いを行う（表1－1）。この診断群は22の診断群と12のその他診断群からなる（表1－2）。そしてそれぞれの診断群において以下の3種類のレベルを選ぶ。

①臨床的重症度（3段階）

②機能障害度（3段階）

③訪問頻度（60日以内に14回の訪問、14回以上の訪問）

以上の診断群と3種類のレベルの組み合わせで153種類のケースミックスができる。そしてそれぞれに包括料金が付いている。

◎訪問看護の質評価

さて、米国では訪問看護の質評価が現在の話題だ。先に紹介したVNSNYも訪問看護サービスの質評価と改善活動に力を入れている。一般に質評価と改善活動はプロセス評価とアウトカム評価の指標と、その指標改善からなる。訪問看護の場合、プロセス評価は糖尿病ケア、創傷ケア、心不全ケアなど疾病別ケアマネ

【表1-1】米国の訪問看護包括支払いの仕組み

HHA／PPS（Home Health Agancy/Prospective Payment System）
訪問看護包括支払い

・包括期間
 - 60日を1期間として包括支払いを行う

・診断群
 - 22の診断群と12のその他診断群から診断群を選ぶ

・3種類レベル
 - 臨床的重症度レベル（3段階）
 - 機能障害度レベル（3段階）
 - 訪問頻度（60日以内に14回以内、14回以上）

・153のケースミックス
 - 診断群とレベルの組み合わせで153の包括支払いグループを設定

米国の訪問看護包括支払いにおける診断群

22診断群

- 1 全盲と視力障害
- 2 血液疾患
- 3 がんと一部の良性腫瘍
- 4 糖尿病
- 5 嚥下障害
- 6 歩行障害
- 7 消化器疾患
- 8 心疾患
- 9 高血圧
- 10 神経系疾患1
  - 中枢神経障害と麻痺
- 11 神経系疾患2
  - 末梢神経障害
- 12 神経疾患3
  - 脳卒中
- 13 神経疾患4
  - 多発性硬化症（MS）
- 14 整形疾患1
  - 下肢障害
- 15 整形疾患2
  - その他整形疾患
- 16 精神疾患1
  - 躁病、うつ病
- 17 精神疾患2
  - 変性疾患および器質精神疾患
- 18 呼吸器疾患
- 19 皮膚疾患1
  - 外傷、火傷、術後合併症
- 20 皮膚疾患2
  - 皮膚潰瘍、その他皮膚病変
- 21 気管切開ケア
- 22 尿道瘻、膀胱瘻ケア

ジメントの評価である。それぞれのケアマネジメントが文書化されているかどうかや、実際のケアをモニターすることで評価する。またアウトカム評価も行われていて、その指標としては「急性期病院の入院率」や「日常生活動作の改善率」が用いられている。

たとえば「急性期病院への入院率」を例にとってその評価と改善活動をVNSNYで実際に行われた例について見てみよう。まず入院率の目標設定は以下のように行う。「在宅ケア患者の入院率を5％下げる」という目標を決定する。これだけでVNSNYではメディケア15億ドル節約の見込みとなるという。

実はVNSNYで調べてみると退院後14日以内の再入院が多いことが分かった。理由は以下である。退院後に患者（家族）、病院、開業医、訪問看護事業所の4者のケアの方向性がばらばらで、しかも相互に連携がとれていないために再入院が多い事が分かった。このため退院後14日間において訪問看護師が関係者をコーディネートして、患者が確実に服薬できるような環境を整えたり、退院後14日以内の期間に医師の診察と入院のリスク・アセスメントをして、場合によって訪問間隔を縮めていくことや遠隔医療（テレヘルス）でバイタル管理を密に行うことを実施した。これらの活動によってVNSNYは、目標の「在宅ケア患者の入院率を5％下げる」ことに成功した。

◎訪問看護P４P

実はこうした訪問看護の質評価や改善活動を診療報酬の上でも評価しようとする動きが始まっている。それが2008年から始まった訪問看護P４Pのデモンストレーション・プロジェクトである。P４P（Pay for Performance）とは、「ヘルスケアの質や質の改善に応じた支払い方式」のことである。具体的にはいくつかの臨床指標を設定して、その達成度に応じて病院や事業所を順位づけて、その上位に対して加算を下位に対しては減算を与える方式である。

たとえば２００９年から米国のメディケアに導入されたＰ４Ｐの一種であるＶＢＰ（Value-based purchasing）では、病院ごとに質パフォーマンススコアを、ケアプロセス、患者調査、生存率等の領域別スコアごとに算出し、それらをもとに総スコア（VBP Total Performance Score）を算出して、その質パフォーマンスの達成あるいは改善に応じて、上位の病院に報酬をつけることにしている。また下位の病院については3年間の猶与期間の中で、質パフォーマンスが改善しない場合には、減算することにしている。

◎訪問看護Ｐ４Ｐで用いられる臨床指標

さて、訪問看護Ｐ４Ｐは先述したように、２００８年から公的保険を取り扱うメディケア&メディケイドサービスセンター（Centers for Medicare & Medicaid Services:CMS）によって、デモンストレーション・プロジェクトとしてスタートした。具体的には7つの州の訪問看護サービス事業所５６７箇所に対して、試行的に以下の臨床指標を設定して、上位20％の高得点群と上位20％の改善群に対して臨床指標のポイントに応じた報酬支払いを行うこととした。

ここで用いられた訪問看護の臨床指標はつぎのものである。

①急性期病院への入院率
②救急外来受診率
③入浴の改善
④移動の改善
⑤車椅子への移乗の改善
⑥服薬コンプライアンスの改善
⑦手術創の改善

実際に訪問看護P4Pプロジェクトのデータを見てみると、たとえば急性期病院への入院回数で成績トップの訪問看護事業所では、年間16回であったが、下位20位の事業所ではその回数は43回におよんだ。もちろんそれぞれの患者の疾病像や重症度が異なるにせよ、訪問看護事業所ごとの質の違いが見られる。また急性期病院への再入院理由としては、VNSNYの例でも見たように、退院直後の再入院が多くを占めていて、米国の急性期病院の短い在院日数を反映している。その他、在宅で日常管理がしっかりしていれば入院にならない慢性心不全、慢性呼吸不全の増悪、脱水や電解質インバランス、肺炎、尿路感染症などが含まれている。

◎訪問看護ステーションの質評価

さてわが国での訪問看護ステーションの質評価について最後に見ていこう。わが国の訪問看護ステーション数は5480箇所（2006年）、およそ28万人の利用者数がある。その数は推移は2000年の介護保険スタートにもかかわらず、2000年以来頭打ちで伸びが見られていない。またその質評価は、介護保険の枠組みの中で、都道府県が認証する評価機関により、福祉サービスの第三者評価事業として実施されている。

評価方法はチェックリスト方式による定性評価とサーベイヤーによる現地サーベイの組み合わせによる。評価項目はプロセス評価項目が主体で、米国のように入院率といったアウトカム評価項目による評価はなされていない。そしてそれを介護報酬や診療報酬にリンクさせるような訪問看護P4Pの仕組みはまだない。表1－3にわが国の訪問看護ステーションで用いられているプロセス評価項目の一部をしめした。

わが国では、訪問看護は残念ながらまだその量的な拡充のほうが先決で、米国のようにその質を定量評価する段階までには至っていないのだろう。今後のわが国における訪問看護の量的拡充とその質的評価、そし

【表 1-3】わが国の訪問看護サービスの評価項目（一部）

Ⅰ　介護サービスの内容に関する事項

1　介護サービスの提供開始時における利用者等に対する説明及び契約等に当たり、利用者の権利擁護等のために講じている措置

-略-

2　利用者本意の介護サービスの質の確保のために講じている措置

（1）認知症ケアの質を確保するために、従業者に対する認知症に関する研修を行うなどの取り組みを行っている。

（2）利用者のプライバシーの保護の取り組みを行っている。

（3）利用者の日常正確動作の維持及び改善のために、理学療法士又は作業療法士と連携して機能訓練を行っている。

（4）利用者の介護者の心身の状況を把握し、利用者の家族が行う看護及び介護の方法について、家族に対して説明している。

（5）利用者の病状を把握し、訪問看護計画に基づいて療養生活（食事、栄養、排せつ、清潔保持、睡眠、衣生活等）の支援を行っている。

（6）訪問看護計画に基づいて、利用者又はその家族に対する服薬指導を行っている。

（7）訪問看護計画に基づいて、利用者及びその家族の悩み、不安等への看護を行っている。

（8）医療処置の質を確保するための仕組みがあり、機能している。

（9）寝たきり、褥瘡、廃用症候群、脱水、転倒、骨折、誤燕、失禁又は病状の悪化について、予防的な対応を行っている。

（10）利用者に、病状が急に変化した時の対応方法を示しており、機能している。

（11）在宅におけるターミナルケアの質の確保のための仕組みがあり、機能している。

てその質評価の診療報酬・介護報酬への反映に期待したい。

5 高齢者医療とCGA

団塊の世代700万人が前期高齢者になる2015年、そして後期高齢者になる2025年を目前に控えて、高齢者医療の制度設計の検討が急ピッチで進んでいる。なにしろ現在の後期高齢者人口1200万人が2025年には2000万人に達し、現在の後期高齢者医療費12・2兆円は、このままほっておけば34兆円あまりに膨れ上がり、国民医療費の半分を占めるまでにいたる。

こうした前人未到の高齢者医療の入り口に今、われわれは立っている。ここでは後期高齢者医療制度の元となった「後期高齢者医療の在り方に関する特別部会」の検討内容を改めて振り返ってみよう。この部会の答申がその後の高齢者の保険制度や診療報酬、さらには病院の現場における高齢者ケアに大きく影響を与えたからだ。その内容はいまでも新しい。

◎後期高齢者医療の特性と医療の在り方

さて2006年10月の同部会の第1回会合では、以下のような後期高齢者の特性が厚労省より提示された。

①後期高齢者の疾病特性、②入院病床の特性、③薬剤費の特性、④終末期医療の特性。

①疾病特性では、入院受療率・外来受療率ともに循環器疾患がトップを占める。そして第2位は筋骨格系・結合組織系つまり整形疾患が占める。とくに入院医療では循環器疾患でも脳卒中、外来医療では高血圧が第1位である。

②入院病床では、後期高齢者は一般病床に26万人、療養病床に21万人入院しているが、療養病床の入院が75

才未満と比べて圧倒的に多い。
③認知症が年齢とともに増加する。
④1人あたりの薬剤費は75才未満に比べて高い。しかも多剤傾向が強い。
⑤終末期医療では、わが国は諸外国に比べて病院で死亡する比率が8割近くと圧倒的に高いなどの特性が浮かび上がる。

さて2007年2月の同部会では、高齢者医療の在り方についての検討の「たたき台」が厚生労働省より委員にしめされて、委員の間でフリーディスカッションが行われた。厚労省が提示したこのたたき台は、同部会が2006年10月以来行った医療関係者のヒアリングから論点を整理したもので、①後期高齢者の心身の特性、②基本的な視点、③後期高齢者医療における課題、④後期高齢者にふさわしい医療の体系からなっている。さて、この中の④後期高齢者にふさわしい医療の体系の中で、厚生労働省は「急性期医療にあっても、治療後の生活を見越した、高齢者の評価とマネジメントが必要」と述べていて、その視点から以下の2つの高齢者評価プログラムを提示している。

それは高齢者総合評価（CGA:Comprehensive Geriatric Assessment）と高齢者評価マネジメントプログラム（GEMs:Geriatric Evaluation and Management Programs）の2つである。つぎにこの2つのプログラムを見ていくことにする。

◎CGAとGEMsの歴史

さて、高齢者総合評価（CGA）と高齢者評価マネジメントプログラム（GEMs）の歴史は、1930年代の英国の老人病院にさかのぼる。当時の英国の老人病院では老人たちがベッドに寝たきりにされたまま放置されていた。こうした中でロンドン生まれの外科医のマジョリー・ワーレン女史（Marjory Warren）

らが老人病院における高齢者の評価と治療ケアの体系的な介入プログラムを開発した。この結果、老人病院の老人たちの在宅への復帰率が高まったのである。その後、1970年代の米国で、とくに在郷軍人病院においてこのプログラムが体系化されCGAとGEMsとして確立した。

さて、高齢者の心身特性として、以下のことが指摘されている。高齢者は①複数の疾患を併有しており、併せて心のケアも必要となっている、とくに程度の差こそあれ認知症を伴う、②慢性的な疾患のために、その人の生活に合わせた療養を考える必要がある、③複数医療機関を頻回受診する傾向があり、検査や投薬が多数・重複となる傾向がある、④地域における療養を行えるよう、弱体化している家族及び地域の介護力をサポートしていく必要がある、⑤患者自身が、正しく理解をして自分の治療法を選択することの重要性が高い。

高齢者総合評価（CGA）と高齢者評価マネジメントプログラム（GEMs）は、そのような高齢者の心身の状態に対して多角的に評価を行い、医師、看護師、薬剤師、リハビリスタッフなどの多職種チームがそれぞれの専門性を生かして、有効な評価方法とケア介入法を提案し実施していくという考え方である。これにより、初期の治療・ケアから長期的なフォローアップまで含む総合的なケアプランを作ることが可能とされている。

◎高齢者総合評価（CGA）

まず高齢者総合評価（CGA）について見ていこう。CGAの特徴としては以下が挙げられる。

①評価の主眼を医学的な治療だけでなく、患者の機能的状態や生活の質に重点を置く
②標準的な医学的診断に機能評価手法を多角的に組み合わせる
③定量的な測定評価手法を用いる

④総合性と各分野の専門家を統合したチームアプローチを重視する
⑤長期的なフォローアップ体制を重視する

こうした趣旨に沿って作られた具体的な評価方法は、以下の①医学的評価、②身体活動評価、③心理的評価、④社会環境評価の４つの側面について、つぎのような測定尺度を用いて構成されている。

①医学的評価…従来型の疾病および関連問題リスト、疾病の重症度スケール、薬剤リスト、栄養評価
②身体活動評価…日常生活動作（ＡＤＬ）や、電話がかけられる、交通機関を利用できるなど機能的ＡＤＬによる測定スケール、歩行および平衡機能、運動レベルスケール
③心理的状態…認知（痴呆）テスト、気分（うつ状態）評価スケール
④社会・環境評価…居住形態（同居、独居、配偶者の有無など）、キーパーソン、経済状態、地域社会との交流、介護保険の利用の有無、介護負担度等。評価項目については表１－４を参照。

ＣＧＡは医師、看護師、リハビリスタッフ、ケースワーカーなどの複数の専門家により評価測定を行う。しかしかならずしも、それぞれの専門職が一同に会する必要はない。また30分〜１時間程度のアセスメントで、すべてを行う必要もない。しかし、患者に関わるスタッフはある期間、それぞれの専門職と一緒に高齢者の評価を行って、お互いの専門性と果たす役割を知り、それぞれの評価項目の持つ意味を十分知ることは必要である。

またＣＧＡを有効に生かすためには、評価から出てくる個々の病態への理解と対応についての熟練が必要である。とくに認知症、筋力低下・転倒、誤嚥、低栄養、失禁などが重要で、認知症についての知識と対応がとくに重要となる。

表1-4 高齢者総合評価（CGA）の構成要素

CGA構成要素	項目
医学的評価	診断的問題リスト 合併症リスト 薬剤リスト 栄養評価
身体活動評価	日常生活動作（ADL） 機能的ADL 歩行と平衡機能 運動レベルスケール
心理的評価	認知（痴呆）テスト 気分（うつ状態）テスト
社会環境評価	居住形態 経済状態 介護保険 自宅環境 交通や電話などによるコミュニケーション

◎高齢者評価マネジメントプログラム

さてつぎに高齢者評価マネジメントプログラム（ＧＥＭｓ）について見ていこう。ＧＥＭｓは１９７０年代に米国の在郷軍人病院で正式なプログラムとしてスタートする。現在では米国の１７０あまりある全米の在郷軍人病院の４分の３に導入されるまでに至っている。

ＧＥＭｓは入院や外来において、高齢者を対象とするプログラムで、多職種チームによる総合評価とそれにひきつぐ体系的で総合的な治療やケアのプランよりなる。

治療やケアに関するプランは治療、リハビリ、健康教育、地域アプローチよりなる。このＧＥＭｓのゴールとするところは以下である。①高齢者医療の治療ケアの質の向上…診断の正確性、薬剤の適正使用、在宅への復帰、再入院の防止、チームアプローチ、臨床指標の利用、②高齢者医療の専門教育…医療スタッフへの高齢者医療の教育、ＣＧＡの教育、③高齢者医療の資源の適正活用…病院やナーシングホームの適正利用、地域資源の活用、④高齢者医療の研究の推進。

◎高齢者総合評価介入プログラムの有効性

さてこうした高齢者総合評価介入プログラムの有効性についても検証がなされている。Stuck AEらはプログラムの有効性を検討する目的で、以下のようなメタアナリシスを１９３３年に行った。メタアナリシスには適切なコントロールを設定している28の研究を用いた。この研究では高齢者評価プログラム実施例４９５９例、コントロール例４９１２例という膨大な症例を比較検討している。この結果、高齢者の総合評価介入プログラムを実施した症例では死亡例が少なく、自宅での生活が可能な症例の頻度が高くなることが明らかになった。

具体的には、コントロール群の高齢者総合評価介入プログラムを実施していない群の１年後の死亡率を１・０としたときに、入院して高齢者総合評価介入プログラムを実施した症例の死亡率は０・７８、外来あるいは自宅でそれを実施した症例では０・９１、全症例では０・８６と、それぞれ実施群がコントロール群に比べて死亡率で22％、９％および14％の減少をみた。

一方「自宅での生活」が1年後にも可能であった症例の頻度は、コントロールと比べて、入院して高齢者総合評価介入プログラムを実施した症例、外来あるいは自宅で実施した症例および全症例では、それぞれ、47％、19％および26％も増加した。

さらにその後の研究では、高齢者総合評価介入プログラムはＱＯＬの維持、在院日数短縮、ＡＤＬの維持、入院回数の減少、医療費の節減等に有用であることも明らかにされている。たとえばLandefeldらの６５１人の入院患者を用いた研究によると退院時のＡＤＬ改善率は高齢者評価プログラムを実施した患者では34％であったのに対して、コントロール群では24％であった。また病院費用も実施群では１万２８９ドルであったの対して、コントロール群では1万2412ドルであった。

◎国内のCGA事例

さて国内でも高齢者総合評価介入プログラムは15年ほど前から普及しつつある。たとえば東北大学付属病院の老年科外来では高齢者総合機能評価外来（CGA外来）を実施している。CGA外来では、対象患者に対して確立した評価表（日常生活動作、認知、抑うつ状態、QOL）と、各種バイオマーカー（基本運動能力、動脈硬化度、肺機能、栄養、抗酸化力、免疫力、嚥下反射能）で検討評価しているという。さらに個々の患者の生活状況・介護力を総合的に判断して、介護予防、とくに重要な標的イベントとしては、転倒・骨折、認知症、誤嚥性肺炎、血管障害イベントのための生活機能障害のリスク評価と、具体的な注意事項の報告を行っている。また医師会の活動としては、尾道市医師会のケアカンファレンスがCGAを取り入れたことで有名である。ケアカンファレンスは基本的に医療機関で退院時に開催する。主治医はもちろん利用者もしくは家族の参加を原則としている。そして関係する職種が事前に患者プロフィール、ケアプラン等を事前に読み込んでおき、20分程度の時間でカンファレンスを行っている。この退院時ケアカンファレンスのために導入した理論がCGAであった。

尾道市医師会長の片山壽先生によれば、「多様な医療や介護ニーズを持つ高齢患者のフォローアップの医学的管理を行うのがかかりつけ医機能における最重要の領域」といえる。こうした考えがまさに高齢者評価プログラムにおける医師側のコンセプトといえる。

さて高齢者医療においては高齢者総合評価介入プログラムであるCGAやGEMsがもっとも中核的な位置を占める。そのポイントは高齢者の総合的な機能評価とチーム医療である。高齢者の場合、医学的診断と治療に留まらず、ADLや機能的、ADL、認知機能、抑うつ評価、社会機能評価などについても総合的に評価することが必要である。そしてその結果に基づき個別的で、その高齢患者にあった医療とケアを医療チームで介入を行うことである。この評価とチーム介入の両者が車の両輪となることが必要である。とくに看護師による評価、リハビリテーションや栄養評価、介護保険サービスなどにおける評価と介入の場面においてチーム医療の真価が発揮される。

◎高齢者評価プログラムと看護師の役割

さてCGAやGEMsの医療チームにおける看護師の役割は、他のチームメンバーの中でも大きい。さて、ここまでで気づかれたことはないだろうか？　こうした総合的な評価とチーム医療や介入は、すでに病棟や外来で行っていることなのだ。たとえば転倒アセスメントと予防介入や、褥瘡チーム、NSTチーム、緩和ケアチームで行っている評価と介入アプローチなどすでに同じようなコンセプトのもとに行われている。このほかにもさまざまな医療チームが病院では稼動している。

CGAやGEMsもこうしたプログラムと同じようなアプローチといえる。さらに介護保険のケアマネジャーの勉強をしたことのある看護師さんであれば、CGAやGEMsの考え方は介護保険におけるアセスメントと介護サービス介入の考え方と類似していることにすぐ気づくはずである。つまりCGAやGEMsは病院における高齢者医療における総合的な評価介入プロセスに他ならない。そこでの看護師の役割はまさに医療版ケアマネジャーの役割が期待されているといってよいだろう。

これから療養病床はもとより、急性期病院の病棟や外来でも高齢者の総合的な評価介入プログラムが求められていく。外来における高齢者評価の専用外来も必要になるだろう。また、療養病床や亜急性期病床における高齢者評価の専任チームも必要になるだろう。そしてそれらが後期高齢者医療制度の中で、診療報酬でも評価されるようになるかもしれない。こうした観点からCGAやGEMsの学習を看護部でも始めることが必要だろう。

〈参考文献〉

◎Stuck AE et al. Comprehensive geriatric assessment:a meta-analysis of controlled trials.Lancet 1993;342:1032-1036

◎Landefeld CA et al:A randomized trials of care in a hospital medical unit especially designed to improve the fuctional outcomes of actuely ill older patients. N Engl J Med 1995;332:1338-1334

第2章

入院医療基本料と看護

1　入院基本料と看護

入院基本料における看護配置や看護必要度のあり方が中医協で議論の的となっている。2011年7月18日、厚労省で開催された中医協基本問題小委員会では、次期2014年度診療報酬改定に向けた課題を整理した。その中で入院基本料について、看護職員の配置に基づくそのあり方の見直しの議論がなされた。本章ではこの入院基本料における看護問題について見ていこう。

◎入院基本料と看護問題

2011年7月18日、厚労省で開催された中医協基本問題小委員会では、診療側の委員からは、「入院基本料は、看護配置基準ありきの点数設定であり、評価の体系として適切とはいえない」との意見が出された。また支払側からも「社会保障・税一体改革で目指した2025年のあるべき医療提供体制の病院・病床機能の役割分担・連携に照らして、看護配置と診療密度、看護必要度との関係、入院期間等に関する調査に基づいて、病床機能に応じた状態像に対応する医学管理や看護必要度などを主な指標とする（入院基本料の）評価方法を導入すべき」との意見が出された。このように診療側、支払い側ともに入院基本料における看護の評価の見直しを求めた点では一致した。

◎入院基本料とは？

さて「入院基本料」とは、入院サービスの基本料金、つまりは病院のホテルサービス料金のことで、包括的に支払われている。これに手術や検査、医薬品などの技術サービス料金である「特掲診療料」を出来高で上乗せして1日あたりの入院診療報酬が決まっている。なかでも入院基本料は一般病床の場合、入院診療報酬のおよそ6割を占めていて、病院の収入にとっては根幹をなす重要な報酬項目となっている。

さてこの入院基本料は以下の3つの要素からなる。①医学管理料（医師の基本的な診察料）、②看護料（看護サービス料）、③室料・環境料。実はこれらの料金は、かつては別々に算定されていたものが、現在ではすべて入院基本料として包括化されている。

◎入院基本料における看護料

では現在、論議の的になっている入院基本料における看護料の部分について見て行こう。入院基本料における看護料も、以下の3つの算定要件よりなる。

①看護配置数、②看護必要度、③平均在院日数。

看護配置数とは、「7対1」「10対1」などの看護師の配置人数の評価で、看護師の数が多ければ多いほど高い点数配分になっている。ちなみに「7対1」というのは1日24時間を平均して、患者7人に1人の看護職が勤務していること示している。

2つ目の看護必要度とは、2000年から7対1入院基本料に導入された支払い要件で、重症で看護の必要度が高い入院患者が一定以上割合いることを入院基本料の要件としたものだ。

そして3つ目の平均在院日数とは、入院医療の質と効率性を評価する指標として導入されている。

◎7対1問題

では冒頭に述べた入院基本料における看護に関する論議について見ていこう。事の発端はやはり「7対1」問題だった。7対1をクリアするには大量の看護師が必要だ。たとえば50床の病棟では、日勤帯で12名、夜勤帯で5名、そして月平均72時間以内の夜勤という条件をクリアするのに必要な看護師数は40名近くの看護師が必要だ。このため２００６年改定で「７対１」入院基本料が新設されたことを契機に、大都市の大規模病院を中心として看護師の引き抜き合戦が始まった。このため地方の中小病院の看護師不足が深刻化した。しかも厚労省も当初、７対１病床数はせいぜい６～７万床止まりと見ていた。しかし予想に反して現在、７対１病床は34万床に達している。その間、厚労省も７対１の増加に歯止めをかけるため改定ごとに、その算定要件である看護必要度や平均在院日数のハードルを上げた。しかしそれも焼け石に水という状態が続いている。こうした中で入院基本料における看護問題が中医協でも大きな議論となってきたのである。

◎２０２５年へ向けての病床機能分化

もうひとつの論点は冒頭の支払い側の委員から出された意見の中にあるように、社会保障と税一体改革で示された２０２５年へ向けての病院・病床の機能分担と連携に関する論点だ。具体的には、現状の34万床まで肥大化した７対１と真ん中の細りが目立つ13対１、15対１病床の、いわゆる杯型の入院医療体制を、２０２５年へ向けて病床機能分化の上、砲弾型の入院医療体制へと再編するという考え方だ（図２－１）。これには杯の上部の７対１の見直しと杯のくびれの部分、とくに現在、出来高と包括が入り乱れていて、そしてそのためにさまざまな患者像の患者が混在している、亜急性期部分の入院医療体制を２０２５年に向けて整理した上で拡充していくという方針だ。

（１）７対１の見直し

この見直しに関しては、すでに２０１２年４月の診療報酬改定で、砲弾型への移行へ向けてのいくつかの仕掛けが組み込まれた。そのひとつが一般病棟入院基本料の７対１の算定要件の見直しである。具体的には７対１の算定要件の平均在院日数の短縮や看護必要度の患者割合をさらに引き上げるという７対１算定要件ハードルのアップだ。これにより７対１にとどまることができない病院がでてくる。しかしこれらの病院に

【図2-1】　診療報酬による機能分化　～杯型から砲弾型へ～

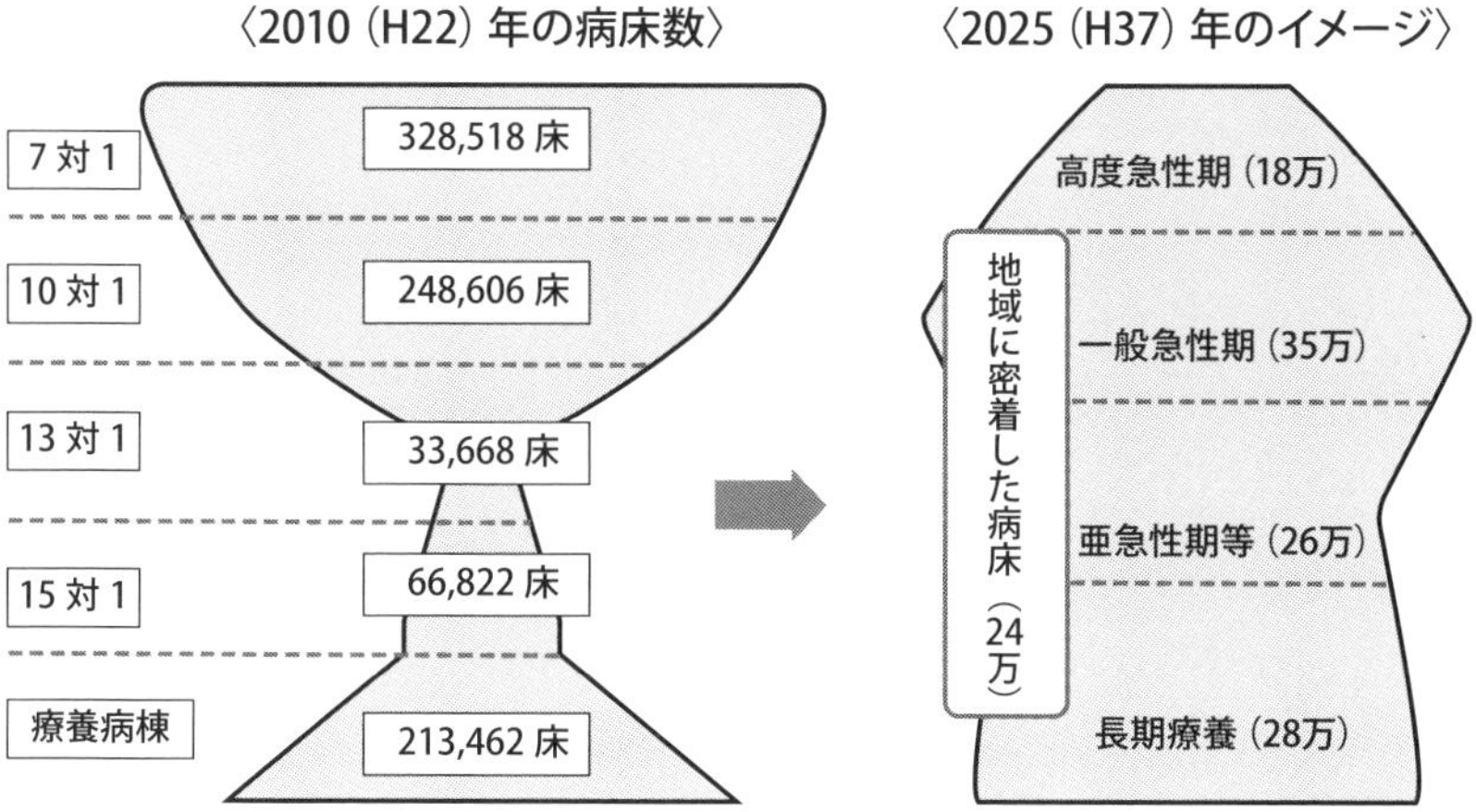

保険局医療課調べ

○届出医療機関数でみると10対1入院基本料が最も多いが、病床数でみると7対1入院基本料が最も多く、2025年に向けた医療機能の再編の方向性とは形が異なっている。

ついては２０１２年の報酬改定では、２年間の経過措置を設けて、その間は7対1の要件を満たなくても7対1を算定できるということにした。これによりワンクッション置いた形で2年後に10対1へと誘導する策をとった。

（２）13対1、15対1の見直し

２つ目の仕掛けは杯のくびれの部分、13対1、15対1の見直しだ。２０１２年の報酬改定で13対1、15対1の一般病棟で、「特定除外患者」の見直しを行った。「特定除外患者」とは、90日を超える長期療養患者で、これまで平均在院日数の計算式から除外されていた患者のことである。この特定除外患者の取り扱いを見直して、特定除外患者については、各病院は、以下の２つの選択肢から選択を行うことになった。

①これまで平均在院日数の除外対象だった特定除外患者を平均在院日数の計算対象に入れた上で、従来通り出来高算定とする、②特定除外患者を従来通り平均在院日数の計算式の対象外とはするが、療養病棟入院基本料１と同じ包括評価とする。

（3）亜急性期入院管理料、回復期リハ見直し

そして3つ目の仕掛けは、①亜急性期入院医療管理料と②回復期リハビリテーション病棟入院料の以下の見直しである。具体的には亜急性期入院医療管理料については、リハビリは行っていないが医療需要の高い亜急性期入院医療管理料1（2061点）とリハビリを行っている従来型の亜急性期入院医療管理料2（1911点）とに分けた。そして回復期リハビリテーション病棟入院料も、算定ハードルの高い新設された回復期リハビリテーション病棟入院料1（1911点）と従来型の回復期リハビリテーション病棟入院料2（1761点）とに分けた。

◎入院基本料の見直しの3つのポイント

このように入院基本料を軸に病院病床の機能分化が2025年へ向けて進められている。

さて話題を入院基本料の看護見直し問題にもどそう。今後の見直しの議論は以下の3つのポイントに絞られるだろう。

（1）多職種配置

まずひとつ目のポイントは看護師の配置のみで設定している現行の方式の見直しという論点だ。病棟業務はいまやチーム医療の時代である。栄養サポートチーム、感染防止対策チーム、薬剤師の病棟配置など多職種のかかわりのなかで入院サービスが提供される時代である。ナースステーションも今やスタッフステーションと名前を変えている時代、これまでの看護のみの配置基準に加えて多職種配置による入院基本料のあり方の議論が必要だろう。

（2）看護必要度

2つ目のポイントは重症度、看護必要度の評価スケールの見直しである。入院基本料を算定する要素とし

ては、入院患者の患者状態像の把握が必要となる。その際の尺度になるのが、重症度・看護必要度だ。一般病棟用の重症度・看護必要度に関する評価票は、「A項目…モニタリングおよび処置等」（創傷処置、血圧測定、時間尿測定、呼吸ケア、点滴ライン同時3本以上、など計9項目）、「B項目…患者の状態等」（寝返り、起き上がり、座位保持、など7項目）よりなる。具体的には、A項目が2つ、B項目は3つ（計5点）以上あれば、「看護必要度基準を満たしている患者」（重症患者）と現状では評価される。

まずこの看護必要度の項目のあり方について見直してはどうかという意見が中医協の場でも強い。この看護必要度の見直しについて厚生労働科学研究『入院患者への看護の必要性を判定するためのアセスメント（看護必要度）項目の妥当性に関する研究』が進められている。その検討結果や実態調査も含めて検討していくことになっている。

（3）平均在院日数

そして3つ目のポイントは、平均在院日数という指標だけで行っている、現行の入院サービスの評価を、ケアプロセスやアウトカムを評価する質指標を加えて行ってはどうかという論点だ。入院サービスにおける代表的な質指標とは何か？　現在、厚生労働省医政局で進められている「医療の質の評価・公表等推進事業」で用いられている臨床指標を参考にしながら考えていくことになるだろう。

2　入院医療評価分科会

すでに次の2014年診療報酬改定へ向けての検討作業が始まっている。このため診療報酬改定を審議する中医協も2012年の4月以降、休みなく開催されている。現在、中医協では次期改定へ向けて今回の改定の「附帯意見」について検討がなされている。

「附帯意見」とは、前回の診療報酬改定の検討の過程で、詰め切れなかった課題や次回改定へ向けて調査検討が必要な課題について、中医協が厚生労働大臣あてに提出した答申書に附した意見のことである。今回、附帯意見は18項目にものぼり、それぞれ中医協総会の下に設けられた専門組織や部会、小委員会等で検討が行われている。

本章ではその附帯意見の中でも「質が高く効率的な医療提供体制」の項目について見ていくことにする。この項目は入院医療における看護の提供体制にも関係が深く、次回改定にとどまらず、その後の入院基本料のあり方にも大きな影響を与えると考えるからだ。

◎入院医療等の調査・評価分科会

さて上述した附帯意見「質が高く効率的な医療提供体制」のうち以下に述べる5項目について調査・検討を行う中医協の専門組織が２０１２年8月から発足して、検討を開始した。この専門組織は「入院医療等の調査・評価分科会（以下、分科会）」で、座長は筆者が務めている。看護系委員としては嶋森好子氏（社団法人東京都看護協会会長）が参加されている。

この第1回分科会の会合は２０１２年8月1日、都内で開催された。まずこの分科会のミッションであるが、２０１２年2月の中医協答申付帯意見18項目のうち入院医療に関わる以下の項目について、次期改定へ向けて調査を行い、中医協総会の議論に資する基礎資料を作成することになっている。

なお、この分科会はこれまで療養病床について検討を行ってきた慢性期分科会を改組して作られた。というのも、附帯意見では、今後は療養病床ばかりでなく一般病床の入院医療まで広く横断的に調査する必要性が指摘されたからだ。

さて分科会の主な調査検討項目は大きく分けて以下の5項目である。

（1）病院機能に合わせた効率的な入院医療の推進
（2）医療提供体制が十分でなく医療機関の機能分化を進めることが困難な地域に配慮した評価の検討
（3）入院医療や外来診療の機能分化の推進や適正化に向けた検討
（4）診療報酬点数表における簡素化の検討
（5）医療機関における褥瘡の発生等の状況の検討
これを順次見ていこう。

◎効率的な入院医療の推進と看護必要度

まず最初の「病院機能に合わせた効率的な入院医療の推進」について見ていこう。
2012年4月の診療報酬改定で、一般病棟入院基本料の7対1の算定要件の見直しが行われた。具体的には平均在院日数の短縮や、看護必要度（重症度・看護必要度）の基準を満たす患者割合の引き上げが行われた。そして10対1、13対1の一般病棟入院基本料においても、看護必要度について評価を行うことになった。

これを受けて分科会としては、一般病棟入院基本料の新7対1や、経過措置になっている7対1の病棟、10対1の病棟において、改定後の平均在院日数の変化や看護必要度の患者分布、基準を満たす患者の割合の状況について調査を行うことが提案された。

このうち7対1の経過措置とは、看護配置が新7対1に満たなくても2年間は7対1を算定できるという経過措置のことだ。このため2年後、経過措置期限が迫ってきたときに、経過措置7対1の病院が、10対1の入院基本料を取るのか、再び要件を満たして新7対1に戻っていくのかなどの動向調査についても、13年度に行う予定だ。

さて、今回の分科会で委員の間で中、議論になったのが、この看護必要度のあり方そのものだった。「病院機能に合わせた効率的な入院医療を図る」という目的達成には、どんな患者が入院しているか、その患者状態像の把握が必要となる。その際の尺度になるのが、看護必要度（重症度・看護必要度）だ。一般病棟用の看護必要度に関する評価票は、「A項目…モニタリングおよび処置等」（創傷処置、血圧測定、時間尿測定、呼吸ケア、点滴ライン同時3本以上、など計9項目）、「B項目…患者の状態等」（寝返り、起き上がり、座位保持、など7項目）よりなる。具体的には、A項目が2つ、B項目は3つ（計5点）以上あれば、「看護必要度基準を満たしている患者」（重症患者）と評価される。

まずこの看護必要度のあり方について、議論の口火を切ったのが、嶋森好子委員（東京都看護協会会長）だった。嶋森委員は、「7対1の病院には、必ずしも重症度・看護必要度が高い患者さんが入っているとは言えない。これが看護界でいつも話題になっている」と指摘し、「看護必要度の高い患者がどのような医療機関に入院しているかを調査し、新たな体制を検討すべき」と求めた。

また日慢協会長の武久洋三委員からも看護必要度について疑問が投げかけられた。武久委員は「（評価票Aの9項目のうち）血圧測定と心電図モニターの2つだけ行えば重症という評価になるが、1から9までの項目は適切か？（急性期ではない）回復期リハビリ病棟入院料の算定でもこの基準が使われている。この基準の適正化を（将来的には）考えていく必要があるのではないか」と述べた。

これに対して厚労省の担当者によると、「看護必要度の見直しについて厚生労働科学研究『入院患者への看護の必要性を判定するためのアセスメント（看護必要度）項目の妥当性に関する研究』が進められている。看護必要度の今回の調査と併せて、今後、実態も含めて検討していきたい」と回答した。

入院基本料における看護配置や看護必要度については、次回改定に関する調査検討にとどまらず、今後の入院基本料のあり方を考える上で重要な検討課題となるだろう。

◎亜急性期入院医療管理料

つぎは、「病院機能に合わせた効率的な入院医療の推進」の中で、亜急性期入院医療管理料等の見直しの影響の調査である。今回の診療報酬改定で、以下の見直しが行われた。

①亜急性期入院医療管理料の評価体系の見直し

②回復期リハビリテーション病棟入院料の評価体系の見直し

具体的には亜急性期入院医療管理料については、リハビリを行っている亜急性期入院医療管理料2と、リハビリを行っていない亜急性期入院医療管理料1とに分けた。そしてリハビリを行っている亜急性期入院医療管理料2（1911点）と、新設された回復期リハビリテーション病棟入院料1（1911点）は、同点数となった。このように同じ点数で評価されていて、しかも類似した2つの病床または病棟間で患者像の調査を行う事が提案された。

また亜急性期入院医療管理料1（2061点）のようにリハビリを行わないような亜急性期の患者像についても、それと類似するような一般病棟（13対1、15対1）や療養病棟についても調査してはどうかという提案がなされた。

◎慢性期の入院医療の見直し

つぎに慢性期の入院医療の見直しである。今回、13対1、15対1の一般病棟で、90日を超える長期療養患者である特定除外患者について見直したところだ。具体的には特定除外患者について各病院はつぎの2つの選択肢から選択を行う。

①平均在院日数の計算対象とした上で、出来高算定とする

②療養病棟入院基本料1と同じ包括評価とし、平均在院日数の対象から外す

分科会ではまず、この見直しの影響を調査することが提案された。そして、さらに特定除外患者の調査の対象を拡大して、7対1、10対1病棟でもその実態把握を行うことが提案された。

さて前述の13対1、15対1の特定除外患者の見直しについては、2012年の10月1日からこの評価がスタートした。このため特定除外患者については来年度に調査を行って、この見直しが患者動向にどのような影響を与えるかを調査することになった。

また一方、慢性期病棟の中でも評価しておくべき患者像もあるのではないかという趣旨から、亜急性期入院医療管理料、一般病棟入院基本料（13対1、15対1）、療養病棟入院基本料を届けている病棟において、評価すべき患者像とは何かについても調査を行うことが提案された。

◎特殊疾患病棟・障害者施設等から療養病棟への転換経過措置

つぎに特殊疾患病棟や障害者施設等から療養病棟への転換に関する実態調査である。これは2006年の診療報酬改定時に特殊疾患療養病棟を廃止するにあたって、これらの病棟が療養病棟に転換した場合に優遇する経過措置が設けられている。2012年4月の改定でもこの経過措置が、2013年度末まで2年間延長することになった。これについてまず実態を把握した上で、今後の経過措置についての対応を決めることを目的として調査することが提案された。

◎医療提供体制が十分でない地域に配慮した評価の検討

「医療提供体制が十分でない地域に配慮した評価の検討」については、今回、人口密度や患者流出率などから医療提供が困難な30の二次医療圏が選ばれ、これらの二次医療圏に立地する病院については一般病棟入院

基本料や亜急性期入院医療管理料、チーム医療等における要件の一部緩和が認められた。表2－1に要件緩和の項目の内容を示す。また表2－2に一般病棟の入院基本料の病棟毎の届け出可能策を示す。

これらの要件緩和した項目について、選定された二次医療圏に立地する病院での算定の状況を見ながら、こうした措置を今後どうするのかを判断するための調査を行うことが提案された。

これに対して分科会では、30の二次医療圏の中には会津医療圏のように大型の急性期病院が多い医療圏も含まれていることから、医療圏選定基準の妥当性についても含めて調査をしたほうが良いという意見も出された。

◎入院医療や外来診療の機能分化

「入院医療や外来診療の機能分化」については、以下のとおりである。まず今回の報酬改定で、金曜入院・月曜退院の割合が高い医療機関について、土日の一部の入院基本料の評価を見直すことと、正午までに退院した患者さんの割合が高い医療機関について、退院された日の入院基本料の評価の見直しを行うこととした。これについてはまずこの要件に該当する医療機関がどれぐらいあるのかを調査する予定だ。

また2012年の改定で紹介率や逆紹介率の低い特定機能病院、それから500床以上の地域医療支援病院では、紹介なしに受診した患者については初・再診療を適正化するという見直しを行った。これについては、まず対象となる病院の紹介率・逆紹介率の動向を調査することが提案された。

◎診療報酬点数表における簡素化

「診療報酬点数表における簡素化の検討」については以下である。

簡素化の主要なポイントは、入院基本料への包括化である。今回の診療報酬改定においても、加算の算定

【表2-1】医療提供しているが、医療資源の少ない地域に配慮した評価

地域に配慮した評価

自己完結した医療提供をしており、医療従事者の確保等が困難かつ医療機関が少ない2次医療圏および離島にある医療機関について、評価体系を見直し、地域医療の活性化を促す。

※ 特定機能病院、200床以上の病院、DPC対象病院および一般病棟7対1入院基本基本料を算定している病院を除く。

●一般病棟入院基本料の届出について、病棟毎の届出を可能とする。

●亜急性期入院管理料について看護配置等を緩和した評価を新設する。

(新)　亜急性期入院医療管理料1　1761点(1日につき)

(新)　亜急性期入院医療管理料2　1661点(1日につき)

[施設基準]

看護職員配置が常時15対1

● チームで診療を行う入院基本料等加算について、専従要件を緩和した評価を新設する。

(新)　栄養サポートチーム加算　100点(週1回)

(新)　緩和ケア診療加算　200点(1日につき)

※1日当たりの算定患者数は、1チームにつき概ね15人以内とする。

● 1病棟のみの小規模な病院について、病棟に応じた評価を新設する。

(新)　特定一般病棟入院料1(13対1)　1103点

　　　特定一般病棟入院料2(15対1)　945点

【表2-2】医療提供しているが、医療資源の少ない地域に配慮した評価(複数病棟の場合)

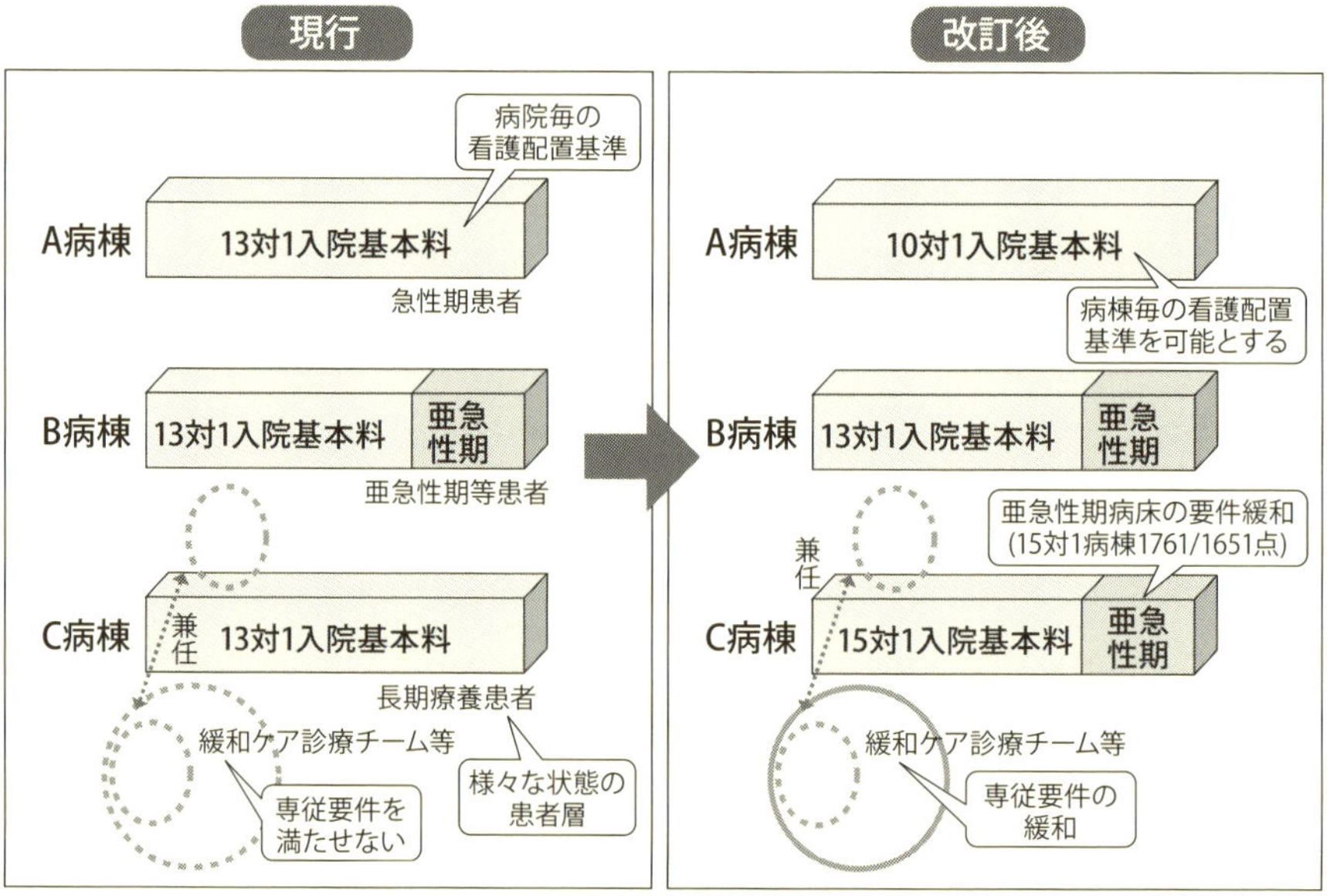

割合の高い栄養管理実施加算や褥瘡患者管理加算について入院基本料に包括した。しかし算定割合の低いものについては、今回改定では手つかずになっている。また本当に算定率が低い中でも、対象の患者さんを絞ったときに必要なのか、必要ではないのかといったようなことも踏まえて調査する必要があるだろう。こうしたことから調査では、入院基本料等加算の実態について加算割合の実態について調査を行っていくという提案がなされた。

◎医療機関における褥瘡の発生等の状況

「医療機関における褥瘡の発生等の状況の検討」については、今回の改定で、褥瘡患者管理加算を入院基本料へ包括した。そして、療養病棟への入院患者の褥瘡については治療後に30日間は医療区分2とするという見直しを行った。この褥瘡については、中医協でも議論となって、褥瘡の発生率や褥瘡対策についての調査が必要ということになったので、今回、この調査を行うことになった。

〈参考文献〉厚生労働省入院医療等の調査・評価分科会議事次第（２０１２年８月１日）
http://www.mhlw.go.jp/stf/shingi/2r-98520000029xe.html

３　米国のポスト・アキュートケア

２０１２年８月10日、「社会保障と税の一体改革（以下、「一体改革」）」関連法案が国会で成立した。「一体改革」とは団塊の世代７００万人が75歳以上の後期高齢者となる２０２５年へ向けて、これからの医療や介護の社会保障のグランドデザインを描いたものだ。この一体改革がいよいよ動きはじめる。

さて、一体改革では、社会保障の機能強化やその維持のため、消費税の引き上げなどによって財源を確保した上で、医療・介護などの社会保障制度の改革をめざしている。一体改革では、入院医療については現状では107万床ある一般病床を徹底的に機能分化して、2025年には103万床までに絞り込むとしている。病床の機能分化の方向性は、高度急性期、一般急性期、亜急性期等、長期療養、介護施設などである。

なかでも病床の機能分化の中で課題となるのが、急性期の受け皿としての亜急性期や長期療養病床のあり方の問題だ。これらの急性期の受け皿となる病床、つまり「急性期後病床（ポスト・アキュートケア）」に、どのような患者像、病態像の患者を、これから受け入れるべきかが課題となる。とくに急性期病床の在院日数がますます短くなる中で、これまでの亜急性期や慢性期病床のあり方が大きく問われているのだ。

ここでは、こうした問題意識を背景に、米国における急性期の患者の受け入れ病床である、ポスト・アキュートケア病床の実態を振り返ってみよう。

◎2012年診療報酬改定と病床機能分化

2012年度診療報酬制度改定はまさに一体改革のグランドデザインに沿った最初の改定となった。この中でも急性期の受け皿である、亜急性期入院医療管理料や回復期リハビリテーション病棟入院料が大きく見直された。具体的には亜急性期入院医療管理料については亜急性期入院医療管理料1（2061点）、亜急性期入院医療管理料2（1911点）と2つに分かれた。前者はリハビリはないが医療必要度が高い患者に対して亜急性期医療を提供する入院料、後者は従来型のリハビリを中心とした入院料である。また回復期リハビリテーション病棟入院料も2つに分かれ、施設基準ハードルの高い回復期リハビリテーション病棟入院料1（1911点）と旧来型の回復期リハビリテーション病棟入院料2（1761点）に分かれた。このうち亜急性期入院医療管理料2と回復期リハビリテーション病棟入院料1は1911点と同点数となり、中医協診療報酬調査専門組織である「入院医療等の調査・検討分科会」（分科会長、筆者）でもその患者像の違いについて実態調査を行うことになっている。

さてこうした亜急性期医療の評価見直しの背景には、中医協総会でも示された２０２５年の一般病床の機能分化イメージ、7対1病床が34万床といういわゆる「杯型」から、亜急性期病床を膨らませた「砲弾型」への移行がある（51頁・図２－１参照）。この中でもとくに、亜急性期部分の整理と再編成が大きな課題となっている。というのも亜急性期医療には上述の亜急性期入院医療管理料や回復期リハビリテーション病棟入院料、そして出来高払いが混在しているのが現状だからだ。今後、亜急性期医療を再編していく上でも、亜急性期の患者類型や機能を整理していく必要があるだろう。

◎米国のポスト・アキュートケアの現状
こうした我が国の問題意識を念頭に置きながら、米国の急性期後ケア（ポスト・アキュートケア）すなわち亜急性期ケアのモデルを見ていくことにする。米国の短期急性期ケアに引き続く亜急性期ケアの入院および施設類型には以下の3つがある。長期急性期ケア（ＬＴＡＣ :long term acute care）、入院リハビリ施設（ＩＲＦ :inpatient rehabilitation facility）、スキルドナーシング施設（ＳＮＦ :skilled nursing facility）。これらの施設の患者像、支払い方式について見ていこう。
（1）長期急性期ケア（ＬＴＡＣ）
まずＬＴＡＣを見ていこう。ＬＴＡＣは英語では「エルタック」と呼ぶ。ＬＴＡＣは短期急性期ケア（ＳＴＡＣ :short term acute care、「エスタック」）に対応するケアモデルで、在院日数でいえばＳＴＡＣは5日以内に対してＬＴＡＣはＳＴＡＣ以後の患者ケアを主体にして、在院日数は25日程度である。

さてこうしたＬＴＡＣにはどのような患者が入院し、どのようなケアが実施されているのだろうか？

ＬＴＡＣとは、ひとことでいえば「複数の合併症を抱えた医学的に複雑で重篤で、長期入院が必要な患者に対して行う専門的ケア」と言うことができるだろう。

では、具体的な患者像の例を見てみよう。「66歳の男性、大腿骨近位部骨折術後で、MRSA感染を合併し、しかも心房細動による心不全、さらに抑うつ傾向もあり、現在、術後の創傷処置とバンコマイシン点滴治療中」というような患者がLTACの患者像である。その他の患者像としては、呼吸器合併症のため人工呼吸器装着が遷延し、現在離脱訓練中の患者、術後肺炎などの感染症合併した患者、難治性の創傷ケア中の患者、内科・外科の複雑な症例、移植を受けた患者などである。図2−2に米国病院協会（AHA）の資料からLTACの患者像を示した。やはり人工呼吸器装着が遷延している患者、敗血症など感染症患者、褥瘡が多いことがわかる。またLTACの患者の主な併存疾患としては急性呼吸不全、肺炎、胸水、無気肺、COPD増悪、急性腎不全、敗血症、重篤な栄養障害、脳症、尿路感染症、蜂巣炎などがある。

逆にLTACの入院適応でない患者としては、がんの診断を受けて現在化学療法実施中か、あるいは化学療法の必要性がある患者、数日以内に手術が必要な患者、7〜10日以内に退院・帰宅が期待される患者、活動性出血がある患者、年齢17歳未満の患者、ホスピスケアが必要な患者などである。

さてこうした患者を受け入れるLTAC病棟の機能はどのようなものだろう。米国の一般的なLTAC病棟は、病床数30〜45で、STAC病棟からの移行病棟として位置づけられていて、患者遠隔モニターや24時間の人工呼吸器管理ができることが必要だ。そして医学的に複雑な症例や創傷やリハビリのケアニーズを満たすために、職員配置については、看護師は正看護師55%、准看護士20%、介護士25%の比率で、リハビリは理学療法、作業療法、言語療法が週5日40時間可能な体制となっている。

さてLTAC病院は米国では1980年代の中ごろから増え始めて、2008年には全米で450病院まで達した。LTAC病院には独立型のLTAC病院と、STAC病棟とLTAC病棟のケアミックス型病院の2種類がある。このLTAC病院の成長ぶりは目覚ましく、公的保険をあつかうメディケア・メディケイ

【図2-2】　長期急性期ケア（LTAC）患者像

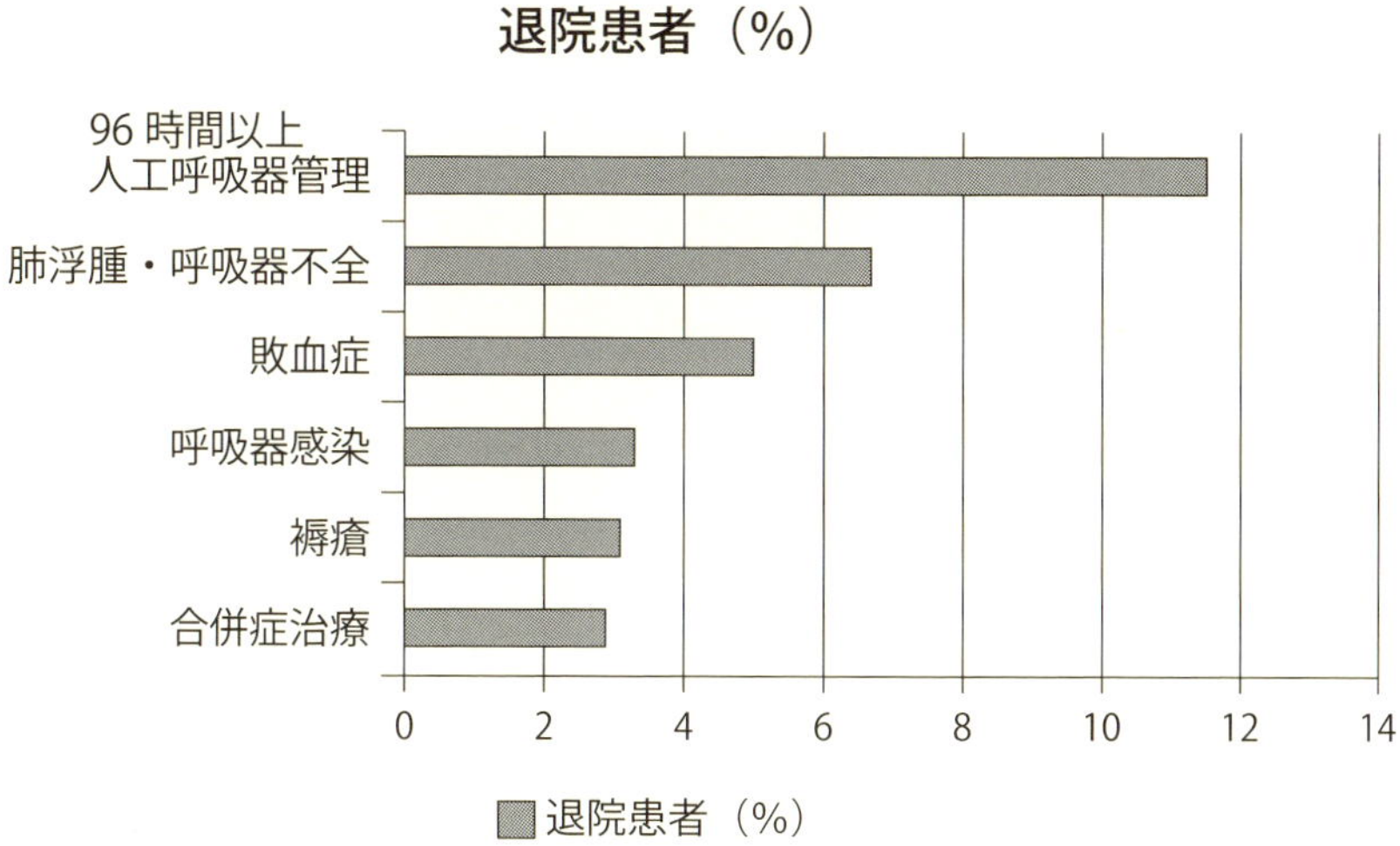

AHA Tend watch 2010　資料より

ドサービスセンター（ＣＭＳ：Centers for Medicare and Medicaid Services）のＬＴＡＣ支出もうなぎ昇りで１９９５年の7億ドルが２００８年には80億ドルまで急増している。このようなＬＴＡＣの医療費の急増に対して、ＣＭＳはさまざまな抑制策を２００８年以来打ち出している。たとえば２００８年にはＳＴＡＣからＬＴＡＣへの移行患者割合の上限を25％とする「25％上限ルール」を設定したり、定額償還方式（ＰＰＳ）を導入したりしている。この定額償還方式の患者分類については、ＳＴＡＣで用いているＤＲＧ（Diagnosis Related Group）分類を用いている。具体的にはＤＲＧから25分類と８つの副傷病名の分類から主病名と副傷病名を選ぶようになっている。

その他にもＣＭＳは今後、ＬＴＡＣの入院基準の明確化を進めることや、またＳＴＡＣではすでに導入している質改善の取り組みを評価するＰ４Ｐ（Pay for Performance: 医療の質に応じた支払い方式）の導入も検討している。ちなみにＬＴＡ

【図2-3】　入院リハビリ施設（IRF）患者像

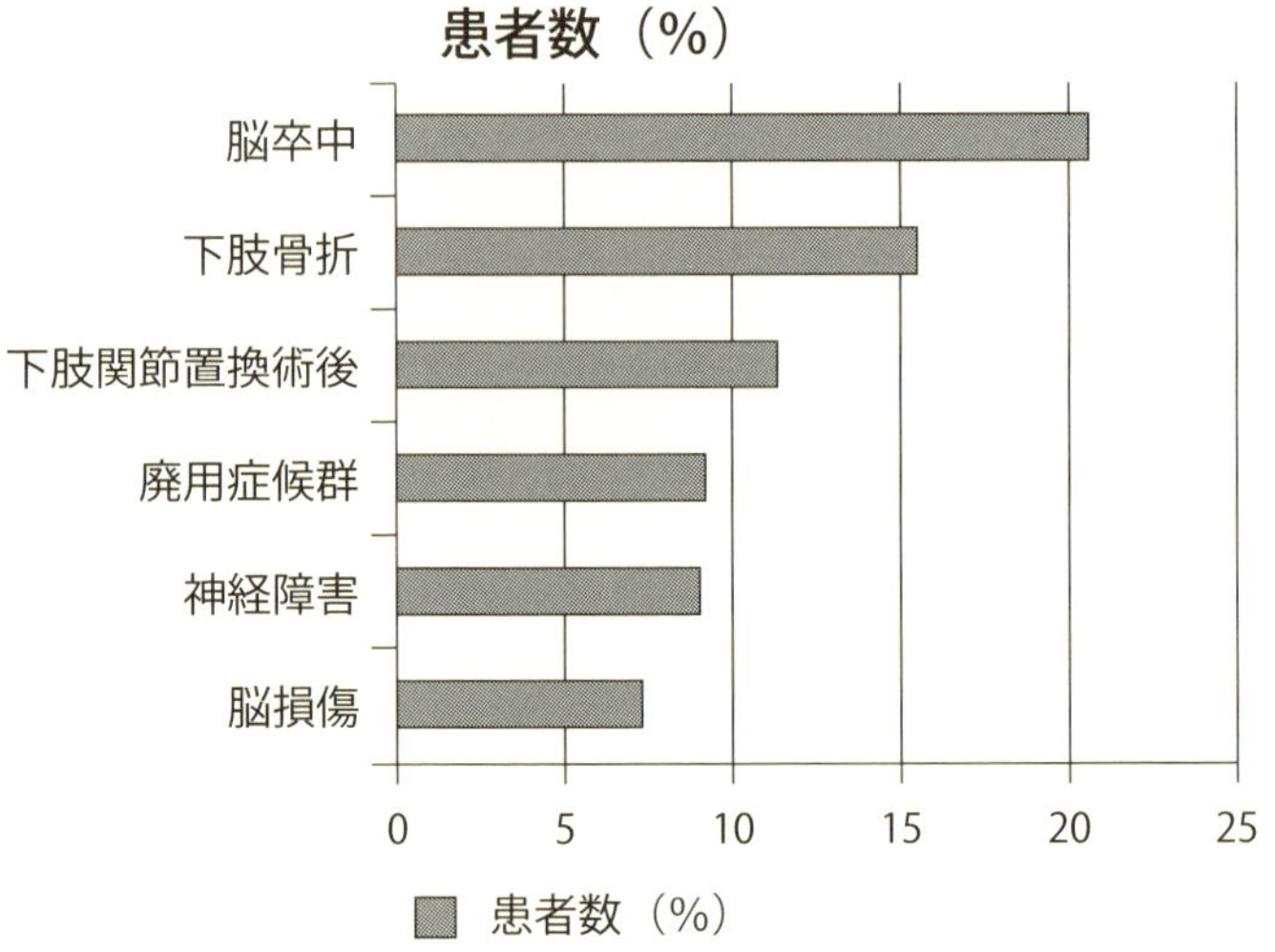

AHA Tend watch 2010　資料より

CのP4Pの臨床指標としては尿路感染症、血流感染症、褥瘡等の指標を用いて、成績の悪いところには2％の減算を適応する予定だという。

（2）入院リハビリ施設（IRF）

つぎに入院リハビリ施設（IRF）を見ていこう。IRFは2008年現在、全米に1196施設ある。IRFの入院適応は、脳卒中などの発症直後の集中的・包括的なリハビリが必要な場合や、重大な障害（脳卒中、脳損傷、脊髄損傷、多発性外傷、熱傷、四肢骨折、関節置換術、四肢切断など）がある場合、そして医師の診察が毎日必要である場合、ケア計画の管理が必要な場合、24時間のリハビリ看護ケアが必要な場合、1日3時間以上のリハビリに耐えられ、かつその恩恵を享受できる患者であることである。図2－3にIRFの患者像を米国病院協会の資料から引用した。

逆にIRFの入院除外基準としては、年齢13歳未満（この場合は小児リハビリ施設の適応）、人工呼吸器依存（例外、脊髄損傷による人工呼吸管理）、頻繁なたん吸引、四肢3か所以上に荷重制限がある場合、胸腔チューブ、リハビリ参加が困難となる持続的医学的治療（化学療法、放射線療法）などがある。

ＩＲＦの支払い方式も定額償還払いでＤＲＧのコンセプトとよく似た機能障害グループ17分類が基本とし、複雑性により補正を加える。この補正に用いられるのがＦＩＭ（機能的自立度評価）や年齢である。こうしてできあがる臨床的ケースミックスは95種類にのぼる。また償還額決定には併存症の有無やその地域の賃金水準や施設の教育機能も考慮される。

（3）スキルドナーシング施設（ＳＮＦ）

つぎにスキルドナーシング施設（ＳＮＦ）を見ていこう。ＳＮＦは全米に２００８年現在、1万５０５３施設ある。ＳＮＦの入所適応は継続的医学及びあるいは看護ケアが必要な場合、集中的リハビリの必要はないかあるいは耐えられない場合、残存する障害（四肢骨折、関節置換術、肺炎、うっ血性心不全、尿路感染症や点滴により抗菌剤投与が必要な敗血症、入院長期化による日常生活機能の低下）がある場合、１～３か月のごとの医師による診察が必要な場合などである。図２－４にＳＮＦにおける利用者の疾病像を示した。

ＳＮＦの支払い方式は資源利用グループ（ＲＵＧ:Resource Utilization Group）とよばれる患者分類と支払い方式が１９８０年ごろに開発されて現在も使用されている。現在はその第三版であるＲＵＧ―Ⅲが全米の多くのＳＮＦで用いられている。

ＲＵＧ―Ⅲによる分類は以下のような仕組みになっている。まず患者の病態やケアの必要度に応じて以下の７つの大分類を設定する。７つの大分類は、①リハビリ、②集中ケア、③特殊治療、④医療ケア、⑤認知障害、⑥問題行動、⑦身体障害、である。

そして、これらを日常生活動作の程度、看護リハビリの必要度、うつ状態の有無でさらに分類して、最終的には44分類の患者分類となる。これらの分類ごとのケアに要する費用を、患者ケアにかかわる職員のタイ

【図2-4】　スキルドナーシング施設（SNF）利用者の疾病像

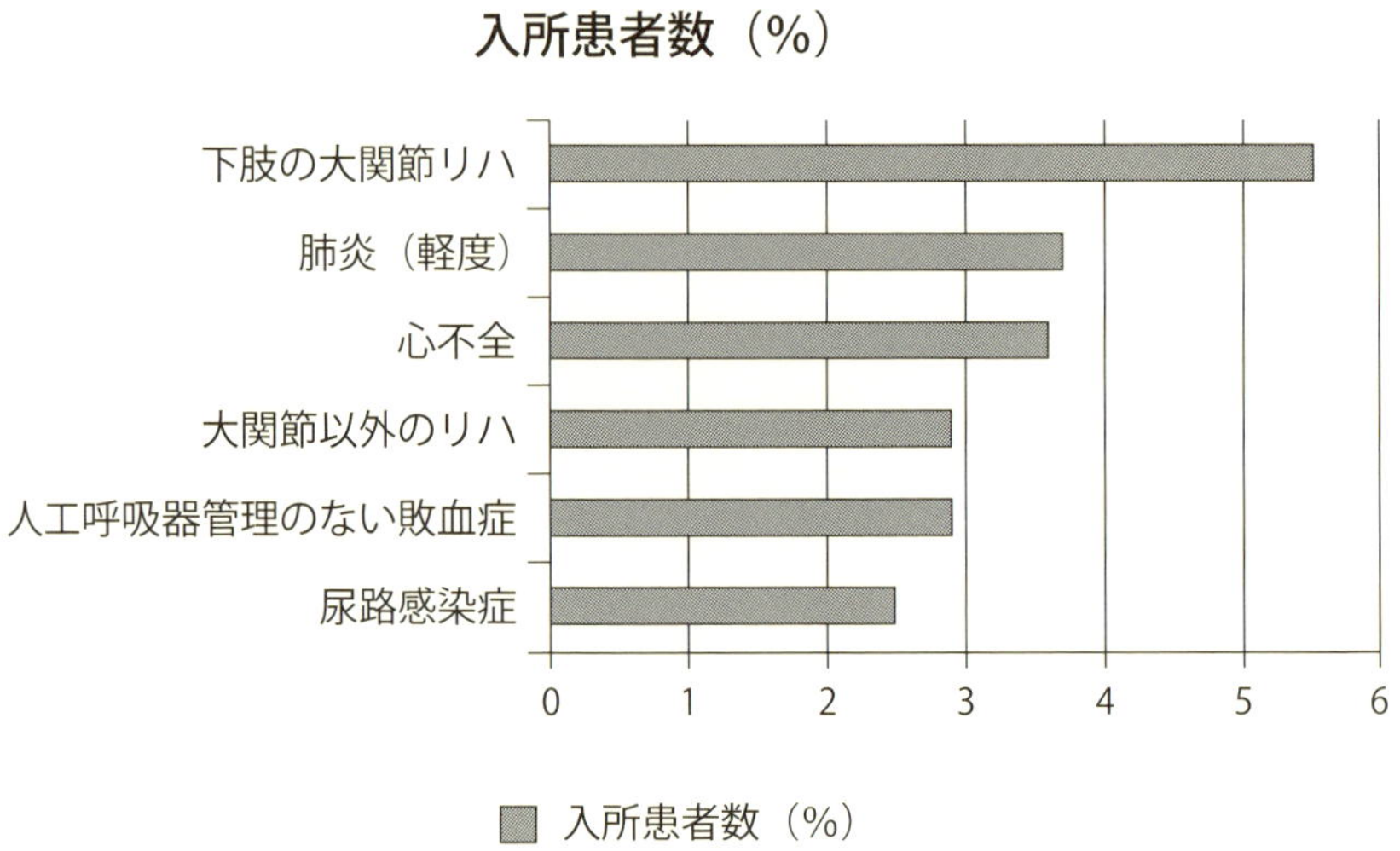

AHA Tend watch 2010　資料より

ムスタディより、各職種の時間と、各職種の時間給によって算定する。そして、これらの分類に対して1日当たりに定められた報酬額に応じた保険支払いが行われる。このRUGの考え方は日本でも療養病床の医療区分の設定のときに、そのコンセプトを応用した経緯がある。

以上、米国のポスト・アキュートケアの各施設の現状を見てきた。長期急性期（LTAC）、入院リハビリ施設（IRF）、スキルドナーシング施設（SNF）の各施設で共通しているのはそれぞれの施設類型で患者状態像を明確に定義づけて、入院（入所）基準を設定している点である。また支払い方式はいずれも定額償還払いであることも共通している。今後の我が国の亜急性期医療の機能のあり方を考える上での参考としたい。

第3章

見直される精神科医療の方向性

1　精神保健医療福祉の更なる改革

◎世界の中の日本の精神病床

全国の精神科病院の総数は現在、１０７５病院（06年）、精神病床数は31万床（08年）である。この数をＯＥＣＤ諸国の国際比較データでみると、日本の精神病床の特殊性が浮き彫りになる。まず日本の人口当たりの精神病床は１９６０年以降急速に増え、70年以降その伸びは止まったとはいえ現在人口千人当たり約２・７床を維持している。しかし米国をはじめとしたＯＥＣＤ諸国は１９６０年から70年代にかけて大幅に精神病床を減らし、今や人口千人当たり1床以下となっている。また日本の精神病床の平均在院日数も長さも、世界標準から飛び離れている。その在院日数は３００日近くと、ＯＥＣＤ諸国の20日以下と比べると際立って長いことがわかる。

これはわが国の精神医療が、戦後長らく入院中心医療を取り続けたことに起因する。欧米では後述するように１９６０年から70年代に精神医療改革が進み、入院中心主義から地域主義に転換した。この間に精神疾患の患者を地域で受け入れるナーシングホームやグループホーム、地域活動拠点施設など社会復帰施設の整備が進み、精神科病床からの早期退院患者を地域で受け入れる体制が整備された。これに対して我が国では精神患者の地域での受け入れ体制の整備が遅れたのが現状だ。今回はこうした我が国の精神保健医療や福祉を取り巻く現状とその改革について振り返ってみよう。

◎変化する精神疾患

最初に精神疾患を取り巻く現状を見ていこう。精神疾患の患者数がこのところ急増している。とくに外来患者数は99年に１７０万人であったのが、05年には２６８万人にも急増している。この外来患者の急増の大きな原因が、外来患者の４人に１人を占める「気分障害」（うつ病等）患者の増加である。とくにうつ病対策は年間３万人を超える自殺者対策としても喫緊の課題だ。

一方、入院患者数は99年32・９万人が、05年には32・４万人とそれほど変化はない。ただ精神科入院患者の長期入院が相変わらずの課題であり、我が国の精神科病床の長い平均在院日数の原因ともなっている。精神科入院している患者32・４万人（05年）のうち、なんと８万４千人（26％）が精神病棟に10年以上も入院している。その大部分が統合失調症で、統合失調症患者の地域移行と地域での生活支援が大きな課題だ。さらに人口の高齢化に伴う認知症患者の増加、精神疾患患者の高齢化に伴う身体合併症の増加の問題も大きな課題となっている。

こうした身体合併症を有する精神疾患患者の増加の一方、身体合併症を有する患者を受け入れるいわゆる総合病院の精神病床が減少しているのも問題のひとつだ。総合病院精神科は05年には２６１施設２・１万床あったのが、08年には２４８施設１・９万床と病床数で１割近くも減少している。これは最近いくぶん改善されたとはいえ総合病院の中での精神科の診療報酬の相対的な低さにも起因している。

◎精神保健医療福祉改革

こうした事態の中、国も手をこまねいていたばかりではない。04年に、その後の10年間の精神保健医療福祉改革の具体的な改革の方向性を示した「精神保健医療福祉の改革ビジョン（以下、「改革ビジョン」）」を発表した。この「改革ビジョン」では「入院医療中心から地域生活中心へ」を掲げ、これまでの精神医療の入院中心主義から地域主義への転換を迫っている。この「改革ビジョン」では、その後10年間に改革を推し進めるべき事項が明記されていて、10年後の達成水準についても具体的な目標値が盛り込まれている。

「改革ビジョン」では、精神科病床に係る基準病床数の目標値について、まず基準病床の算定式を見直し、新たな算定式のもと将来推計を行うこととなった。新たな算定式のもとでは精神病床は2010年には31・7万床、2015年には28・2万床になると試算されている。つまり04年より10年間でおよそ7万床が減少するという計算になる。

この改革ビジョンが09年に、10カ年計画の5年の折り返し地点を迎えたこともあり、その後の残り5カ年の重点施策を取りまとめた「精神保健医療福祉の更なる改革に向けて（以下、「更なる改革」）」（今後の精神保健医療福祉のあり方等に関する検討会：座長樋口輝彦、国立精神・神経センター総長）が公表された。

◎更なる改革

次に、この「更なる改革」報告書（09年）について振り返ってみることにする。というのも04年の「改革ビジョン」の時もそうであったが、この「更なる改革」報告書も今後、精神科関連の診療報酬改定などに大きな影響を与えると考えられるからだ。

さて「更なる改革」の報告書は以下の4つの柱から構成されている。

①精神保健医療体系の再構築
②精神医療の質の向上
③地域生活支援体制の強化
④普及啓発（国民の理解の深化）の重点的実施

それぞれの柱のポイントについて順次見ていこう。

①精神保健医療体系の再構築では、地域医療の拡充、入院医療の急性期への重点化など医療体制の再編・

拡充を訴えている。具体的には、まず外来・在宅医療では「精神科救急医療の確保・質の向上」、「在宅医療の充実・普及」、「精神科デイ・ケアの重点化」などが挙げられている。また入院医療では「精神病床の人員基準の充実」、「救急・急性期医療の確保」、「重症度に応じた評価体系」、「認知症への専門医療の確保」、「身体合併症への対応強化として総合病院精神科の機能強化」が挙げられている。そして統合失調症の入院患者数の具体的な目標値を14年までに15万人（05年、19・6万人）とし、「改革ビジョン」にも目標として掲げられた精神病床の約7万床の減少を促進するとしている。

さて、欧米では冒頭に述べたように１９６０年から70年代に精神科病床数の大幅な削減と地域生活支援体制の強化が起きている。というのもこの時期に精神科の入院医療中心主義から地域生活中心への改革運動が起きたからだ。

◎バザーリア運動

こうした欧米の精神医療改革運動の象徴となったのが、北イタリアの都市トリエステの精神科医フランコ・バザーリア（１９２４―１９８０）だった。「自由こそ治療だ」というバザーリアの運動によってイタリアでは、１９７８年に、総合病院の精神科病床を除いて精神科単科の精神病棟を閉じる法律（バザーリア法）が制定された。これによって患者は、町に出て、グループホームや自宅、通院などによってケアを受けることになった。こうしたバザーリア運動がヨーロッパ大陸や北米大陸の国々の精神科医療に与えた影響は大きい。

こうした改革運動の結果、ＯＥＣＤ各国は１９６０年から70年代にかけて大幅に精神病床の数を減らす。しかし我が国は世界のトレンドとは逆に、１９６０年ごろより精神病床を増加させる方向に進み始めた。

我が国の精神病床の増加の歴史を振り返ると、それは戦後間もない１９５０年に精神衛生法の制定により、都道府県に対する精神科病院の設置義務付けと指定入院制度が創設されたことからはじまる。そして1961年には措置入院費の国庫補助率の引き上げや、1964年の「ライシャワー事件」をきっかけとして、精神疾患患者の入院中心主義、隔離主義が我が国の精神医療のトレンドとして定着することとなる。ちなみにライシャワー事件とは時のアメリカ駐日大使だったライシャワー氏が、統合失調症の少年に刺されて、負傷したというものであった。こうした経緯から我が国の精神病床は増加の一途をたどり、世界のトレンドとは逆方向に向かうことになる。こうした日本の精神医療の反省が、今回の「更なる改革」報告の精神科病床削減政策の背景にはある。

◎精神科クリティカルパス

つぎに「更なる改革」報告の2番目の柱の精神医療の質の向上を見ていこう。この中では薬物療法、心理社会的療法など、個々の患者に提供される医療の質の向上が挙げられている。具体的には「診療ガイドラインの作成・普及」、「患者に分かりやすい情報提供」、「抗精神病薬の多剤・大量投与の改善」、「精神医療に関する臨床指標の開発・情報公開」等が挙げられている。

こうした精神医療の診療の質の向上には我々は精神科においても診療ガイドラインを搭載したクリティカルパスが必要だと考えている。「精神科でクリティカルパスができるのだろうか?」とお思いの方もあるかもしれないが、実際に精神科クリティカルパスは米国などではすでに作られていて運用されている。精神科クリティカルパスが必要な理由は以下である。

まず急性期精神疾患のクリティカルパスがまず必要である。もちろん、精神疾患は、一人ひとりの症状がとても多彩なので、クリティカルパスの導入にあたり、患者の個性を尊重することが重要である。しかし、精神疾患についても、他の疾患と同様、診断基準や診療ガイドラインがあるし、また薬物治療についてもガイドラインに基づいて行うことが今や求められている。また、患者の疾患理解が治療成績の「かぎ」を握るので、患者用パスも必須である。そして、精神疾患領域には治療薬の理解、心理社会教育を通じた患者の疾患理解を促す工夫など、チームアプローチが求められている。そして、今、精神科治療にはなによりも安全性と人権配慮が求められている。こうした目的から国内でも精神科クリティカルパスの普及が必要と考えている。

たとえば大うつ病のクリティカルパスでは横軸に時間軸、縦軸にケアカテゴリーが以下のよう設定される。横軸の入院日数は30日で、内訳は臨床コースによってアセスメント期（0―1日）、安定期（3―12日）、リハビリ期（12日―24日）、回復期（25日―27日）、退院準備期（27日―30日）に分けられている。縦軸のケアカテゴリーは、アセスメント、身体的治療、機能教育、退院計画からなり、それぞれの臨床コースの各ステージのアウトカムも以下のように設定されている。うつ病評価スケールの得点の低下、患者にとっての正常範囲内の体重、栄養、機能評価スケールの得点の低下、服薬の遵守など。精神科領域でもこのようにガイドラインに基づくクリティカルパスの作成を我が国でも普及させたいものだ。

◎地域で支える体制強化

つぎに3つ目の柱の「地域生活支援体制の強化」について見ていこう。この柱の基本的な考え方は、地域生活を支える障害福祉サービス、ケアマネジメント、救急・在宅医療等の充実、住まいの場の確保が挙げられている。具体的には地域における「相談支援・ケアマネジメントの充実強化」、「地域における支援体制づくり」、「居住系の福祉サービスの確保」、「精神障害者の地域生活を支える医療体制の充実」などが挙げられている。この地域への移行にあたって、我々は、病院から社会復帰施設を経て地域社会へ移行する経路と、それを円滑に運用するための「精神科連携パス」の開発の議論も今後必要と考えている。

4つ目の柱は国民の理解の深化のための普及啓発である。患者が早期に支援を受けられ、精神障害者が地域の住民として暮らしていけるような、精神障害に関する正しい住民理解の推進が必要だ。しかし現状は、統合失調症に対する国民の理解がまだまだ不足している。さて、統合失調症の罹患率はWHO（世界保健機構）の推計によれば千人に7人（0・7％）で、コモンデイジーズのひとつである。こうした統合失調症を地域で支え共生していくには、住民の疾患理解が何より大切だ。

〈参考文献〉「精神保健医療福祉の更なる改革に向けて」（今後の精神保健医療福祉のあり方等に関する検討会：座長樋口輝彦、国立精神・神経センター総長）平成21年9月24日

2　精神科入院医療の見直し

2000年以来、10年以上にわたって進められてきた精神科医療改革だが、2012年になって、いよいよ入院医療における人員配置見直しの法改正を伴う本格ステージに入りそうだ。12年6月28日、厚生労働省の「精神科医療の機能分化と質の向上等に関する検討会（以下、検討会）」（座長：筆者）は、患者の状態像や入院期間に応じた精神病床の医師・看護職員等の医療法上の配置基準の今後の方針へ向けて具体案を提示した。

この案の中には精神科病床の医師や看護師の人員配置について言及しているので、ここではこの検討会の内容について紹介することにする。

◎精神科医療の機能分化と質の向上等に関する検討会

検討会は12年3月より6月まで計7回開催された。検討会の構成員は関係団体や有識者からなり、最初の

【図3-1】精神病床入院患者の在院期間（2008年、2009年）

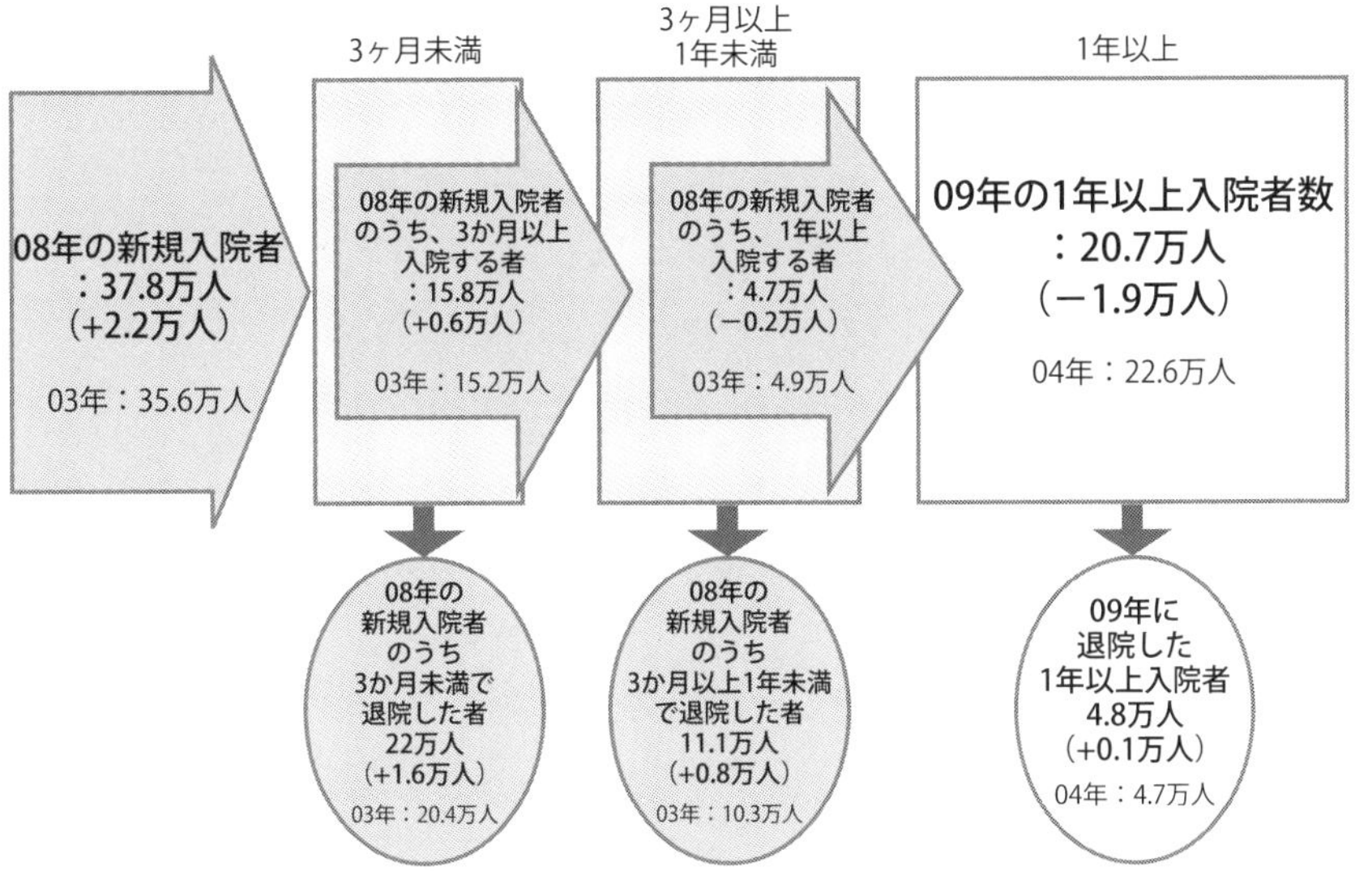

資料：精神・障害保健課調より推計

2回は関係者ヒアリング、その後、論点を整理しながら検討会構成員の意見の集約・整理して取りまとめを行った。看護関係としては日本看護協会常務理事の小川忍氏、日本精神科看護技術協会副会長の天賀谷隆氏らが参加された。

ここからは検討会の検討内容を見ていこう。その前に、まず日本の精神科入院患者の現状を見ていこう。現在我が国の精神科病床は33万床であり、その入院患者の動態は図3－1に示したようである。図3－1によると、2008年現在、精神科病院への新入院患者は37・8万人、そのうち3か月未満で退院するのは22万人（58％）、そして1年未満に退院するのは33・1万人（88％）である。このようにおよそ9割の患者は1年未満に退院している。しかし1年以上入院を継続する患者が2008年では4・7万人（12％）いて、これまでの入院患者の累積を含めると1年以上の長期入院患者は20・7万人、現在の病床数33万床の63％を占めている。こうした長期入院患者の中で20年以上の長期入院患者が実に2割近くも占めている。

つぎに2012年6月28日に検討会が取りまとめた「今後の方向性に関する意見」について詳細を見ていこう。検討会では入院患者の状態像や特性、入院期間に応じて、以下の4つの入院患者カテゴリーに分けて、入院患者に必要な医師・看護師等の人材配置について、構成員の意見の取りまとめを計った。4つのカテゴリーは、以下のようである。

①入院3か月未満（精神症状が活発で入院治療が必要な患者）
②入院3か月～1年未満（急性期の症状はある程度改善しているが、リハビリテーションや退院後の生活環境調整等に時間を要する患者）
③重度かつ慢性（地域で生活することが非常に困難な状態にあり、長期に入院治療が必要な患者）
④現在の長期在院患者（「重度かつ慢性」を除く患者で、精神症状や行動障害はある程度落ち着いており医療の必要性は高くないが、生活機能障害が重い等により、必要なサービス支援や適切な退院先が地域にないなどのためこれまで退院できなかった患者）

◎患者の状態像と入院期間に応じた人員配置

まず①の入院3か月未満の急性期精神科医療については、「安全で質の高い入院医療を提供できるようにするため、チーム医療を前提とした上で、医療法施行規則上、医師・看護職員について一般病床と同等の配置とする」、「精神保健福祉士、作業療法士等の退院支援に関わる従事者の配置を規定する」とした。

現行の医療法施行規則上の医師・看護職員の配置標準は、精神病床は医師48対1と看護師4対1で、一般病床のそれぞれ16対1、3対1に比べて低く設定されている。ただ、これは最低基準であって、実態としてはすでに看護に関しては一般病床並みの3対1（診療報酬上の15対1）の配置を実施しているのは、精神科病床33万床のおよそ半分の17万床に達している。

今回の検討会の意義として精神科医療においても、急性期については従来の人員配置の基準を引き上げて、一般病床なみの医師・看護師の配置を行うこととした。

つぎに、②の3か月から1年未満の患者については、生活機能の向上などの退院支援をより充実させる観点から、医療法施行規則上、「医師は、現在の精神病床と同等の配置（48対1）とする」、「看護職員で3対1の配置を基本としつつ、そのうち一定割合は、精神保健福祉士や作業療法士等の従事者の配置を可能とする」とした。この点については看護側から異論も出たが、チーム医療の観点や、精神における看護師確保が困難な現状から他職種を含めた配置基準とした。

そして③重度かつ慢性については、両論併記ながら以下のように取りまとめた。

まず「重度かつ慢性」の患者の基準について明確にする必要があるという意見から、「調査研究等を通じて（患者の基準を）明確化するとともに、新たな長期在院患者を増やすことのないよう明確かつ限定的な取り扱いとする」とした。また、「重度かつ慢性」の患者については、「質の高い医療を提供し適切な処遇を目指すとともに、新たな治療やアウトリーチ（訪問支援）などにより地域移行を可能にするモデルを検討する」とした。そして人員体制については、「対象を医療の必要性が高い患者とするならば一般病床と同様の配置にすべき」との意見と、「多職種で3対1の人員配置とし、状態に応じた職種を配置できるようにすべき」との意見が分かれたので、その両論を併記した。今後の「重度かつ慢性」の患者状態像の調査研究の結果に応じて、配置については再度検討することとなるだろう。

上記の①～③に係る全体にわたる確認事項としては、以下が挙げられた。「機能分化は、実現可能な方策を講じながら、地域の状況を考慮しつつ、段階的に進めていく」、「機能分化を進みやすくするため、一つの病棟で複数の状態像の患者のミックスが可能となるような仕組みを検討する」、「アウトリーチ（訪問支援）やデイケアなどの外来医療の充実や、医療と福祉の複合的なサービスや、入院中から退院後の準備を地域と連携して始める方法など、新たな1年以上の長期在院者を作らないための取り組みを推進する。併せて、新たな長期在院者を作らないことを明確にするため、『重度かつ慢性』を除き、精神科の入院患者は1年で退院させ、入院外治療に移行させる仕組みを作る」とした。この中でも、精神科の入院医療について1年で退院させるという入院期間のめどを示したことは新規に入院する患者の入院長期化を防ぐうえでも大きな意義があると考えている。

つぎに④の現在の長期在院者(「重度かつ慢性」を除く)の人員体制、療養環境については、以下の取扱いとした。

まず人員体制については、「退院支援や生活支援などの患者像に応じた支援を提供できるよう、医療法施行規則上、医師は、現在の精神病床の基準よりも少ない配置基準とする」「看護職員、精神保健福祉士、作業療法士、理学療法士、看護補助者(介護職員)等の多職種で3対1の配置基準とする」とした。また療養環境については「長期の療養や地域移行のためには、より地域生活に近い環境が適切であるとの観点から、開放的な環境を確保する、外部の支援者との関係を作りやすい環境とする」「長期在院者のための病棟では、原則として、隔離や身体拘束は行わないこととする」とした。

〈参考文献〉「精神科医療の機能分化と質の向上等に関する検討会(第7回)」資料 http://www.mhlw.go.jp/stf/shingi/2r98520000002e9b4-att/2r98520000002e9ec.pdf

第４章

地域医療連携の中身

1　診療報酬改定と連携

2012年度の診療報酬改定における中医協の議論の中での、医療連携に係わる課題を取り上げて振り返って見よう。まず2011年9月の社会保障審議会医療保険部会では、地域連携全般の診療報酬の評価について、以下の課題が提示された。

①在宅医療を担う医療機関の役割分担や連携の評価
②早期の在宅療養への移行、地域生活への復帰に向けた取り組みの評価
③在宅での療養の質の向上に向けた在宅歯科、在宅薬剤管理の充実
④退院直後等の医療ニーズの高い者への重点化等の訪問看護の充実
⑤維持期のリハビリテーション等における医療・介護の円滑な連携
⑥介護施設における医療提供の評価の在り方

この中からこれまでの議論をいくつか見ていこう。

そして次に、2011年12月2日に中医協で行われた「医療連携について」の議論について見ていこう。

この日は以下の7項目が厚労省より見直し項目として提示された。

①退院調整
②救急医療
③周産期・小児医療
④精神科医療
⑤がん診療
⑥認知症診療

⑦慢性期医療

この各項目について順次見ていこう。

◎在宅療養支援診療所

社会保障審議会医療保険部会（２０１１年９月）では地域連携全般の診療報酬の評価について検討がなされた。この中で在宅療養支援診療所を取り上げて見ていこう。

在宅医療を担う医療機関の役割分担や連携の評価としては、在宅療養支援診療所の評価見直しが挙げられる。在宅療養支援診療所の届け出数は、２０１０年７月現在で１万２４８７施設、２００６年７月の９４３４施設から１・３倍の伸びだが、現状では伸び悩みの状況となっている。

伸び悩みの原因はその厳しい施設要件にある。現行の施設要件では、緊急時の入院・入所施設の確保、24時間体制に協力可能な医師の存在、24時間態勢の訪問看護の存在がある。これらの施設要件クリアが困難であるため、在宅療養支援診療所数が増えない。

というのも現状では複数医師が常勤する在宅療養支援診療所はそれほど多くない。このため単独医師による小規模な診療所では、24時間対応や急変時の対応や看取りを含めた、ターミナルケアを行うという体制確保が困難であるためだ。こうした課題を解決するため今回、厚労省は、在宅療養支援診療所に関して以下の3パターンを挙げてそれぞれについて評価する案を示した。

①複数の医師が在籍し、自院のみで完結する有床の在宅療養支援診療所

②複数の医師が在籍し、ほぼ自院のみで完結するが、緊急時の入院のみ在宅療養支援病院と連携する無床の在宅療養支援診療所

③在宅療養支援病院を含む他の医療機関等と連携・補完し合う在宅療養支援診療所

そして実際に2012年診療報酬改定では在宅療養支援診療所・病院について、強化型と通常型に分け、強化型については①については単独強化型とし②③については連携強化型という類型で評価することとした。

◎在宅薬剤管理

つぎに2011年11月の中医協では、③の在宅での療養の質の向上に向けた在宅歯科、在宅薬剤管理の充実においては、保険薬局の役割が検討された。中でも薬剤師の少ない小規模薬局においても在宅医療に取り組むための提案があった。たとえば薬剤師数の少ない薬局の場合は、在宅訪問中は薬局には薬剤師がいなくなるため、在宅訪問を行うことはできない。このため、2012年診療報酬改定では、周辺のサポート薬局が患者情報を共有した上で、在宅訪問を保険薬局グループとして行うことへ評価がなされるようになった。

診療所でも保険薬局でも同じであるが、医師1人、薬剤師1人の単独開業の医療機関が在宅訪問を行うときの地域サポート体制が今後は重要な課題である。またこうしたサポート体制を支援するための診療報酬上の評価が必要である。

◎退院調整

ここからは、2011年12月2日に中医協で行われた「医療連携について」の議論について見ていこう。

退院調整については、症状の安定が見込まれる患者の退院を促進するための退院調整加算の報酬体系をわかりやすい形に見直す案が提示された。これまでは、急性期病棟で退院リスクのある患者を抽出し退院支援を行う体制を評価する急性期病棟等退院調整加算と、慢性期病棟で在宅での療養を希望する患者への対応を評価する慢性期病棟等退院調整加算の2つの評価体系となっている。

厚労省は、この2つの評価体系について、急性期と慢性期の退院調整で異なる点はあるとした上で「退院調整加算については1本化し、急性期、慢性期ともに『退院困難患者』を抽出する体制としてはどうか」と提案した。退院支援困難な抽出対象者の患者事例として、「再入院を繰り返す者」、「入院前後でＡＤＬが低下し生活再建が必要な者」、「退院後の継続的な医療処置が必要な者」などを挙げた。

また厚労省は、医療機関で院内クリティカルパスや、他院との間で地域連携クリティカルパスがすでに普及していることを踏まえて、以下の提案も行っている。「入院診療計画を院内パスで代替できることを明確化し、院内業務の省力化につなげる」、「報酬対象となっていない地域連携パスの活用について、一定の評価をする」などの案を提案し、実際にその案に沿って２０１２年診療報酬改定が行われた。

地域連携クリティカルパスについては、現在、診療報酬の評価対象となっているのは大腿骨頸部骨折、脳卒中、がんの３疾患の地域連携クリティカルパスである。しかし現状では診療報酬では評価されていないが、様々な疾患で地域連携クリティカルパスが医療機関ではすでに使用されている。こうした現状を踏まえて、厚労省は、現在は報酬評価されていない疾患の地域連携クリティカルパスでも、今後、一定の様式を満たせば、退院支援計画、退院時共同指導の報酬項目の中で評価を進める方向を提案し、これも２０１２年診療報酬改定で「地域連携計画加算（３００点）」として対応がはかられた。

◎救急医療

相変わらず救命救急センターへの軽症中等症の患者搬送件数の増加が続き、重症患者の受入れができない事例が増えている。とくに救命救急センターが満床を理由に受け入れることのできなかった搬送件数の伸びが著しく、２００８年54万件から２０１０年の64万件へ10万件、18％近くも増加している。また２０１０年改定では、地域における救急医療機関に緊急入院した後、状況の落ち着いた患者の早期転院支援を評価した「救急搬送患者地域連携紹介加算及び受入加算」が設定された。前者の救急医療機関の届け出が５０６施設、後者の受け入れ施設が1879施設（2009年7月）と一定の届け出の件数は認められたが、その活用は限定的であった。

また療養病棟等における、急性期後の患者や在宅からの軽症患者の受入れを評価する初期加算についても、その活用は限定的であった。こうした課題を踏まえて、今後はこれまで救急搬送患者地域連携紹介加算の算定要件の「三次または二次救急医療機関に緊急入院した患者が5日以内に他の医療機関に転院した場合」の「5日以内」を「7日以内」に緩和することや、受け入れの医療機関に在宅復帰率が一定基準以上の療養病床や精神病床も含めることなどが検討され、2012年改定で実施された。

◎周産期・小児医療

周産期・小児医療の課題としてはNICU（新生児集中治療室）やGCU（回復治療室）における長期入院児の院内での一般病床への院内移行や、地域連携による後方病院への移行、そして在宅への移行問題である。さて「長期入院児」とは、新生児期から1年以上継続してNICUやGCUに長期滞在する児のことである。その数は「NICU長期入院時の動態調査」（2009年、2010年度）によれば、NICUでは2・34％（2010年）、またGCUでは3・01％（2010年）にものぼる。

こうしたNICUの長期滞在児の在宅医療への移行困難の主な要因には、長期人工換気中であることが挙げられる。しかし研究班による調査によれば、長期人工換気の児でも、その6割は家族や在宅医療の受け皿があれば退院可能であるともいう。

一方、別の1400箇所の在宅療養支援診療所に対するアンケート調査によると、小児在宅医療を受け入れた経験のある在宅療養支援診療所は3割近くもあり、また今後、小児科領域の患者を「在宅で診療したい」あるいは「状況によっては診療したい」と回答した診療所は5割近くにも達している。

【図4-1】周産期・小児医療に係る主な診療報酬について

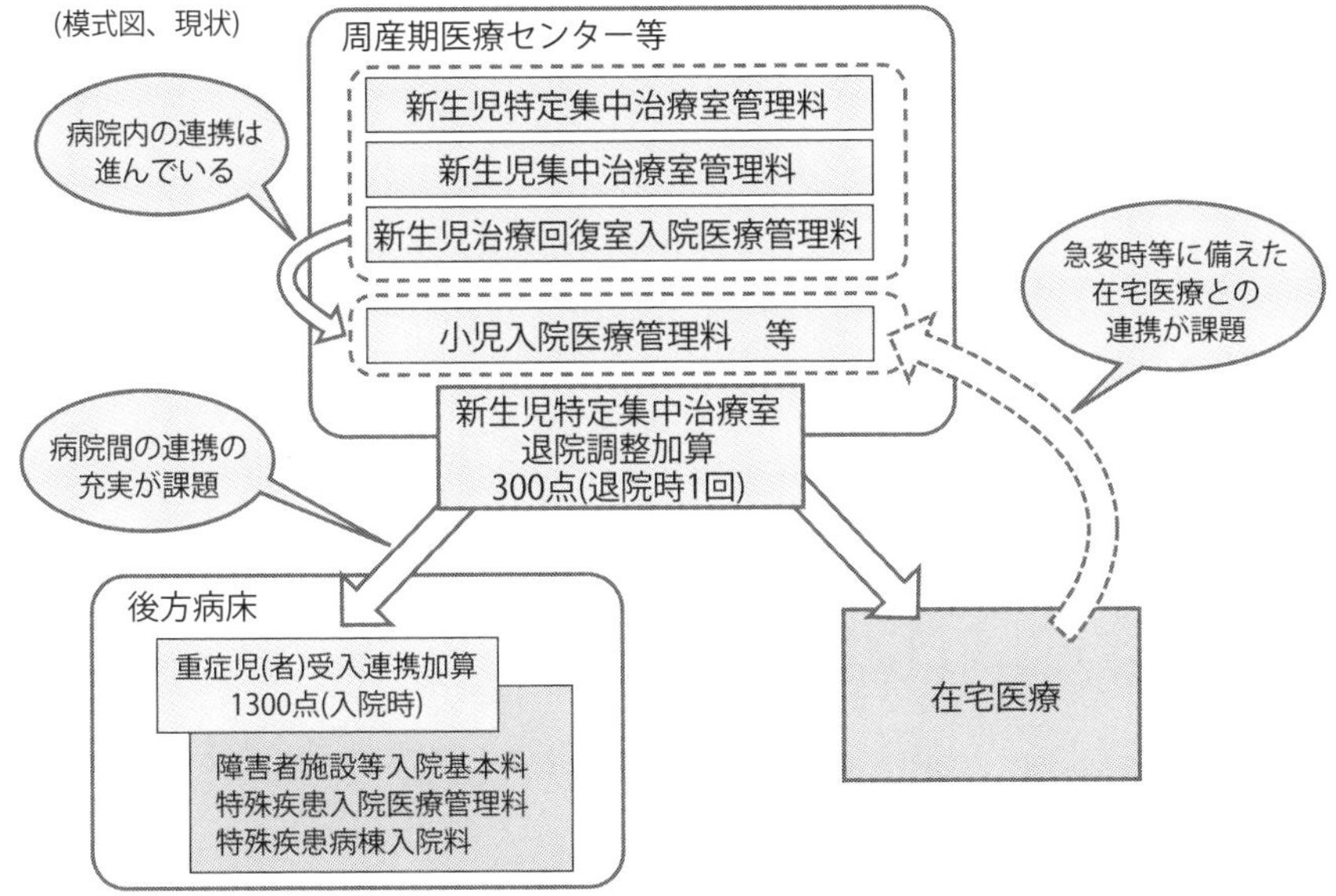

こうした点からＮＩＣＵに入院した児について、後方病院への転院や在宅療養への移行を促すための医療連携に対する診療報酬上の評価については以下のポイントが挙げられた。まず後方病院との病院間の連携の充実が課題であることと、在宅医療への移行の条件整備が挙げられる。とくに在宅医療への移行の条件としては、在宅における児の急変時に在宅療養支援診療所や病院との連携の評価が課題となる。図４－１に以上の周産期・児医療に係わる診療報酬の課題をしめした。

◎精神医療

精神疾患を有する救急搬送患者の多くは精神科病院ではなく、救命救急センターや一般病院で受入れられており、救急後の精神科病院との連携が課題である。例えば栃木県では身体症状を有する精神疾患患者のうち、精神科病院に救急搬送される患者はわずか７％であり、93％は救命救急センターや、その他一般の医療機関に救急搬送されている。

また精神科救急病棟の現状としては、精神科救急で入院後の長期入院が課題となっている。このため精神科救急病棟から一般病床への移行は後方病床、地域移行への移行等の精神科救急領域における医療連携に関する評価が課題である。

◎がん診療

がん診療の医療連携についても、見直しが必要だ。現在、全国に388箇所あるがん診療連携拠点病院は、がんの診断の確定した患者を他の医療機関から紹介入院で受け入れ、手術を行った場合、「がん診療連携拠点病院加算（500点）」を得ることができる。ところが現状ではがん診療連携拠点病院に紹介される患者のうち、まだがんの確定診断が付いていない場合はこの加算が受けられない。しかし現状では紹介患者のうち、約半分はがんの確定診断が付いていない。このため厚労省は同加算について、がんの疑いがあるが未診断の紹介患者や、外来で化学療法や放射線療法を受ける紹介患者でも同加算の対象に加えることが提案され2012年改定で実施された（図4－2①）。

さらに、がん診療連携拠点病院が患者の個別の治療計画（がん地域連携クリティカルパス）を作成して退院後の治療を担う医療機関に紹介した場合を評価する「がん治療連携計画策定料（750点）」についても対象を拡大する案を提示した。

同策定料は、現状ではがん診療連携拠点病院が患者の退院後すぐに他の医療機関へ紹介した場合のみ評価している。しかし実際にはがん診療連携拠点病院で手術した後、拠点病院の外来で一定期間フォローアップしたり、外来化学療法を行ったあと連携する医療機関に紹介する場合が多い。こうした点を踏まえて、外来でフォローアップや化学療法を行った後の医療機関への紹介患者についても一定の要件下で「がん治療連携計画策定料」の対象とする案が示され、これも2012年改定で実施されることになった（図4－2②）。

【図4-2-①】がん診療の連携に関する評価と課題について

がん診療連携拠点病院加算

500点(入院初日)

悪性腫瘍と診断されて紹介された患者を入院させた場合に算定できるが、未診断で紹介された患者や、外来診療を行う患者等については算定できない。

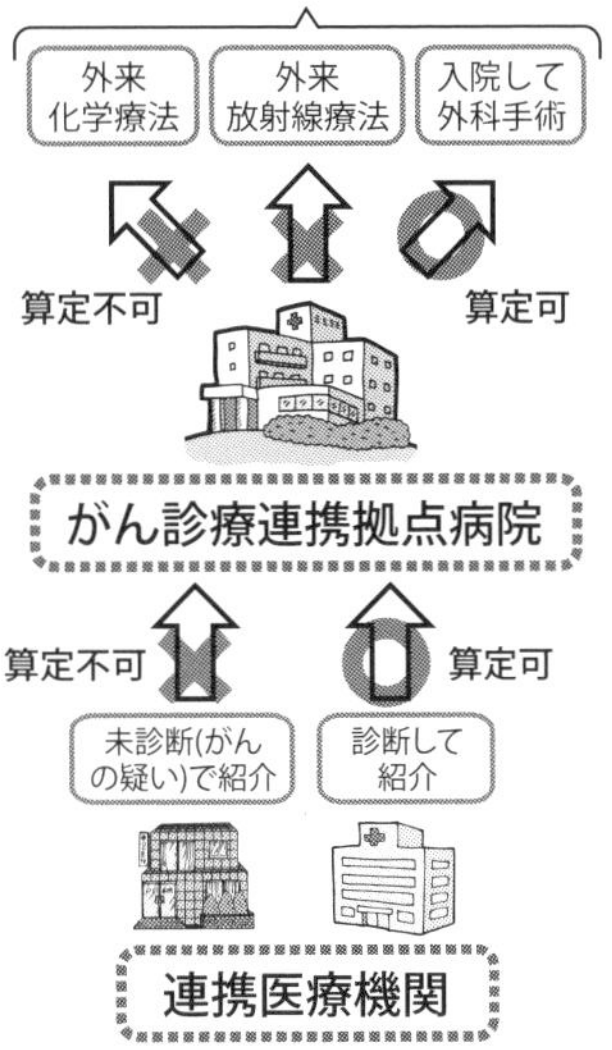

【図4-2-②】がん診療の連携に関する評価と課題について

がん治療連携計画策定料

750点(退院時)

がんの治療目的で入院した患者に対して退院時に算定できるが、当該病院で外来フォローアップを行った後に連携医療機関に紹介した等の場合には算定できない。

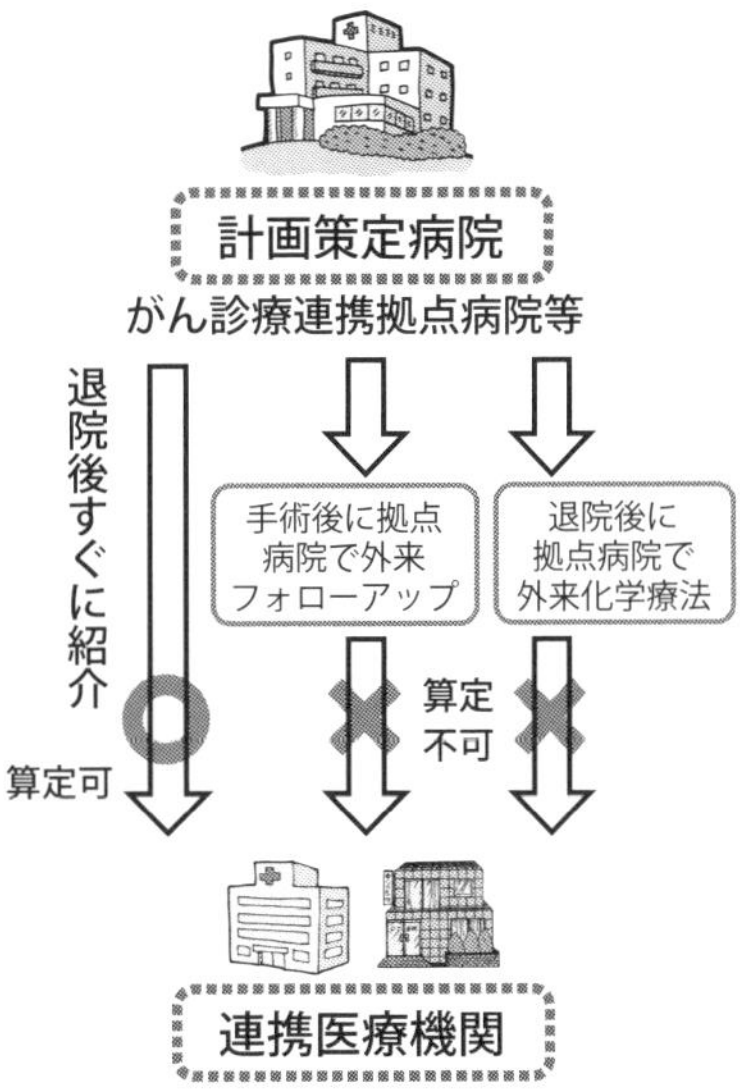

◎認知症

認知症の課題としては、早期の認知症の鑑別診断と認知症入院患者の長期入院化が挙げられる。鑑別診断については認知症専門医を擁する認知症疾患医療センターの整備が、全国１５０箇所を目標に進んでいる。こうした認知症の専門医療機関と一般病院・診療所の間の連携を評価した加算が、認知症専門医紹介加算、認知症専門医療機関連携加算、認知症専門診断管理料である。

また認知症の精神科病院入院の長期化の主たる原因は精神症状や異常行動などのいわゆるＢＰＳＤ（認知症の行動と心理症状、問題行動や周辺症状）がおよそ7割を占めている。ただＢＰＳＤは入院後1ヶ月時点でほぼ改善しているという報告がある。しかし入院患者のほとんどが60日以上入院している。このため認知症専門医療機関と地域の医療機関との連携の推進により、認知症患者の入院期間の短縮をはかるため退院調整に対する評価が必要であるとしている。

◎慢性医療

急性期治療を終えた患者等を慢性期病院で受入れる上で、急性期病院で発生した褥瘡が問題となっている。日本慢性期医療協会の調べによれば褥瘡患者のおよそ4割が急性期病院での発生だという。そして慢性期病院の療養病棟の入院基本料は褥瘡に対する治療を行っている状態では医療区分2であるが、褥瘡が治ると医療区分1となり報酬が減額する。このため急性期病院からの持ち込みの褥瘡については療養病床における治療により褥瘡が治癒・軽快した後も一定期間に限り、治療に係わる評価を継続することが検討され２０１２年改定で評価されるようになった。これによって急性期から慢性期病棟への褥瘡患者の移行が円滑になるだろう。

さて以上、２０１２年４月改定の診療報酬について、医療連携を中心に振り返ってみた。

２　診療報酬改定とがん地域連携パス

２０１０年４月診療報酬改定で、がん地域連携クリティカルパス（以下、がん地域連携パス）に初めて診療報酬点数がついた。算定の対象となるのは、全国３７７のがん診療連携拠点病院等とその連携先の２００床以下の病院や診療所である。これによって、「がん地域連携パスの普及に弾みがつく」と関係者の期待は高い。本章では診療報酬改定とがん診療連携パスについて見ていこう。

◎地域医療連携クリティカルパス

地域連携パスについては、06年診療報酬改定で大腿骨頸部骨折、08年改定で脳卒中が導入された。あらかじめ作成した共通の診療計画表（地域連携パス）に基づく一連の治療を複数の医療機関が実施した場合、連携に加わった医療機関を評価する。具体的には、急性期病院から後方のリハビリ病院などの連携先医療機関に患者が転院した場合に「地域連携診療計画管理料」（９００点）を算定し、転院先の医療機関は、患者の退院時に「地域連携診療計画退院時指導料」（６００点）を算定する仕組みだ（図４－３）。

これまで、地域連携パスについて中医協では以下の２つの議論が行われていた。ひとつは地域連携パスを診療所や介護施設へ施設拡大するという議論と、２つ目は地域連携パスの対象疾患を拡大して、脳卒中のみならずがんや糖尿病、急性心筋梗塞等に広げるという議論だ。これについて見ていこう。

【図4-3】脳卒中地域連携パス

算定要件

・医療計画に記載されている病院または有床診療所であること
・退院基準、転院基準および退院時日常生活機能評価を明記

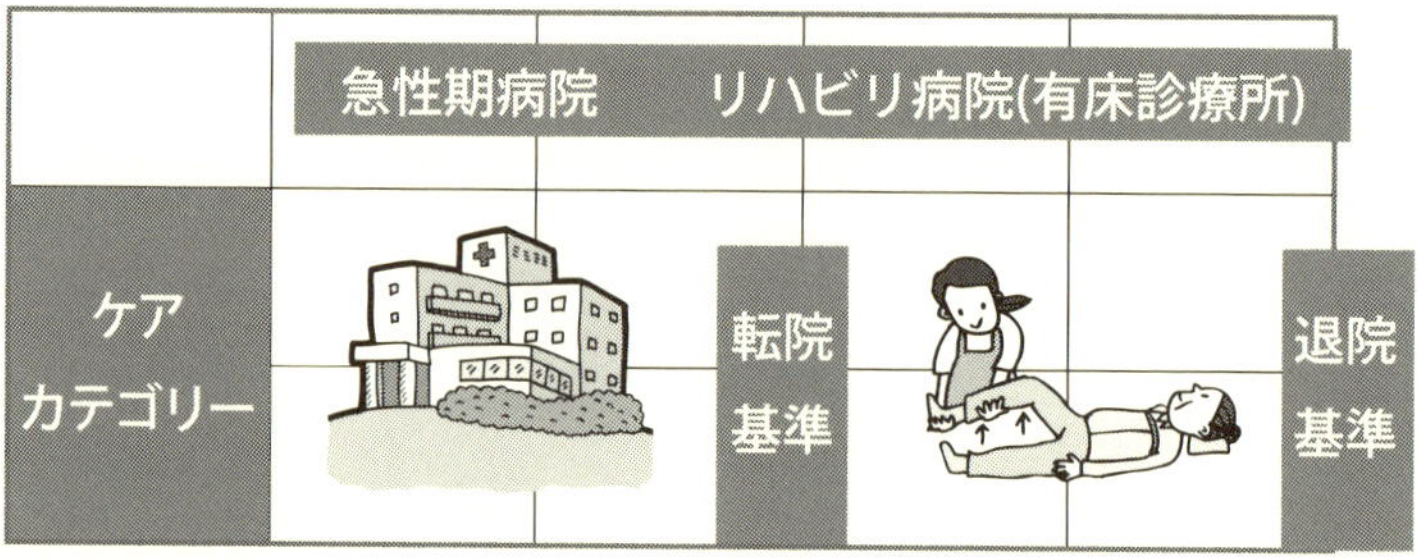

地域連携診療計画管理料
900 点

地域連携診療計画退院時指導料
600 点

◎地域連携パスの施設拡大

まず、施設拡大の議論である。先述したように地域連携パスは２０１０年までは、急性期病院と後方病院（有床診療所も含む）の間でしか算定できなかった。これを施設拡大して維持期のリハビリを行う介護施設や在宅まで拡大してはどうかという議論が行われた。たとえば脳卒中の地域連携パスの参加施設は、急性期病院と回復リハ病院以外にも維持期のリハを行う介護老人保健施設、介護老人福祉施設も連携に参加することが多い。たとえば脳卒中の地域連携パスの東京都内のネットワークのひとつである「メトロポリタン・ストローク・ネットワーク」（事務局…慈恵医大リハビリ医学講座）の場合、同ネットワークに参加する施設は急性期病院22施設、回復期病院20施設に加えて維持期の介護施設等が11施設も参加していて、地域連携パスによる情報共有を行っている。

　こうした事情から中医協では、２０１０年の診療報酬改定で地域連携パスについては、議論の結果、以下のように施設拡大を行うことになった。

具体的には従来の急性期病院と回復期病院の間でしか認められていなかった地域連携パスの報酬評価を、２００床未満の病院や診療所、老人保健施設や通所リハ事業所、訪問リハ事業所までに施設拡大を行うことになった。

具体的には、まず従来の回復期病院における地域連携診療計画指導料（６００点）を「地域連携診療計画指導料１」として改めて、次いで回復期病院において「地域連携診療計画退院計画加算」を新設して、回復期病院から在宅医療や診療所や介護施設等への通院・通所への連携を評価することとした。そのため、回復期病院で「地域連携診療計画指導料１（６００点）」を算定した患者を受け入れた２００床未満病院や診療所、老人保健施設や通所リハ事業所、訪問リハ事業所で算定する「地域連携診療計画指導料２」（３００点）を新設することになった。この結果、脳卒中や大腿骨頸部骨折の地域連携パスは急性期病院、回復期病院そして在宅や介護施設等の３段階となり、それぞれ９００点、６００点、３００点と３００点の倍数で点がつくことになった。

いよいよ医療と介護が直接連携する時代の幕開けである。この傾向は２０１２年の診療報酬・介護報酬同時改定でもより強化されることとなった。

◎地域連携クリティカルパスと疾病拡大

地域連携パスのもうひとつの論点である疾病拡大についても、中医協の基本問題小委員会で議論がなされた。２０１０年、地域連携パスが認められていたのが前述したように大腿骨頸部骨折と脳卒中の2疾患のみである。この対象疾患を拡大することも議論された。現在、地域連携パスは全国で、さまざまな疾患において作成し運用されている。具体的には地域医療計画に定められた4疾病（がん、脳卒中、糖尿病、心筋梗塞）をはじめとして、慢性閉塞性肺疾患や喘息などの呼吸器疾患、さらには内視鏡的胃ろう術などの消化器疾患、白内障などの疾患において作成されている。

とくにがんの地域連携パスはがん対策推進基本計画で、2012年までに全国のがん診療連携拠点病院で5大がん（胃、大腸、肺、乳、肝がん）の作成が義務づけられていることもあり、胃がん、大腸がん、乳がんなどを中心に全国で作成が進んでいる。東京都連携実務者協議会の下村裕美子氏が2009年に実施したがん連携パスのアンケート調査の結果によると、この時点で全国ではすでに176のがん地域連携パスが作成されていて3542人の患者が適応となっていたという。このような事情から、関係者の間では、がんの地域連携パスの診療報酬による評価を求める声が強かった。

しかし当初、厚労省は地域連携パスの疾病拡大については「（10年改定では）、疾病拡大の予定はない」としていた。理由は「大腿骨頸部骨折や脳卒中では、地域連携パス導入で総入院期間の短縮というエビデンスがあるが、他の疾患ではない」という理由を挙げていた。そして、がんの地域連携パスのモデル的開発を行っている厚生労働科学研究「全国のがん診療連携拠点病院において活用が可能な地域連携クリティカルパスモデルの開発」（班長谷水正人、以下谷水班）でも、「がんには初期や末期など病期ごとにさまざまなケースがあるなど一律に評価するパスには向かないのではないか？」との研究班の班員の意見もあった。こうしたことより地域連携パスの疾病拡大、とくにがん領域への拡大については当初、見込み薄の状態であった。

しかし、2010年2月5日の中央社会保険医療協議会（中医協、会長＝遠藤久夫・学習院大経済学部教授）の総会で、がんの地域連携パスの診療報酬収載が一転して合意に至った。具体的にはがん診療連携拠点病院とそれに準ずる病院が、患者の退院後の治療を地域の医療機関との地域連携診療計画に基づいて連携して行うことを評価する「がん治療連携計画策定料」（750点）と、地域の医療機関が同拠点病院と適切な情報交換を行った際に200床以下の病院や診療所で算定できる「がん治療連携指導料」（300点）を新設することになった。

◎2010年診療報酬改定とがん地域連携クリティカルパス

導入されたがん地域連携パスは、がん診療連携拠点病院等（計画策定病院）と、連携先の医療機関（200床以下病院と診療所）の間で算定することができる。計画策定病院には全国377カ所のがん診療連携拠点病院と、がん診療連携拠点病院に準じて都道府県が認定したがん診療連携拠点病院（東京、大阪、愛知）が含まれる。計画策定病院では、がんの治療を目的として、初回に入院した患者に対して、地域連携診療計画（地域連携パス）に基づく個別の患者ごとの治療計画を作成し、患者に対して退院後の治療を地域の医療機関と連携して行うことを説明した上で、文書で提供した場合に「がん治療連携計画策定料」（750点）を退院時に算定することができる。

また連携先の医療機関においては、患者ごとに作成された治療計画（がん地域連携パス）に基づき、外来医療、在宅医療を提供し、計画策定病院に対し患者の診療に関する情報提供を適切に行った際に「がん治療連携指導料」（300点）を算定することができる。

またがん地域連携パスが診療報酬に今回、導入されたことを受けて、診断群別包括支払い制（DPC）の対象病院の新機能評価指数にもがん地域連携パスが反映されることになった。現在、DPC対象病院は1391病院（2010年7月）で、この中には先述のがん診療連携拠点病院やそれに準ずる病院も数多く含まれている。がん診療拠点病院が、同時にDPC拠点病院である場合は、新たに導入される新たな機能評価係数の適応となる。新たな機能評価係数とは、病院の機能に応じて評価する係数のことで、今回、以下の6項目について新規に導入された。

①データ提出指数
②効率性指数

③複雑性指数
④カバー率
⑤地域医療指数
⑥救急医療係数

このうちがん地域連携パスが評価されるのは⑥地域医療指数で、地域医療への貢献の度合いを評価する指標として、脳卒中地域連携パスやがん地域連携パスを実施していることをポイントのひとつとして挙げている。

◎谷水班のがん地域連携クリティカルパス

このようにがん地域連携パスが診療報酬への収載が決まった。では具体的にはどのようながん地域連携パスを作成したらよいのだろう？　このがん地域連携パスのモデル作成を2009年より行っているのが、先述の厚生労働科学研究「全国のがん診療連携拠点病院において活用が可能な地域連携クリティカルパスモデルの開発」（班長四国がんセンター谷水正人氏。以下、谷水班）である。谷水班では、がん地域連携パスの作成方針とがん地域連携クリティカルパスに必要な要件を2009年に提示している。この谷水班で提示されたがん地域連携パスが今後のがん地域連携パス作りに参考になるので、見ていこう。

谷水班のがん地域連携クリティカルパスの作成方針は、以下のポイントがある。

①診療ガイドラインに沿って作成する
②医療機関の機能と役割分担を明記する
③診断、治療、外来、緩和ケア、在宅、看取りまでをカバーする
④がん診療連携拠点病院、一般病院、診療所、訪問看護ステーション、保険薬局、在宅の連携を包含する

【図4-4】共同診療計画書（乳がん術後連携パス）

No. 1

共同診療計画書（乳がん術後連携パス）

術式　□乳切　□温存　□閉経前　□閉経後　放射線治療　□あり　□なし　■手　術　日　　年　月　日
ホルモン剤　□抗エストロゲン剤（TAM）　□アロマターゼ阻害剤（AI剤）　■ホルモン療法開始日　　年　月　日
■薬剤変更日　　年　月　日

適応基準	除外規準
乳がん治癒切除例 告知あり 放射線治癒終了 化学療法終了	乳がん非治癒切除例 告知なし 放射線治療中 化学療法中 直近の検査で異常あり

患者番号：　ー　ー
患者氏名：　男・女
生年月日：M・T・S・H　年　月　日
がん診療連携拠点病院：松山赤十字病院
かかりつけ医：

かかりつけ医における日常診療 →

項目		拠点病院 退院～治療開始 ／	日常診療	拠点病院 6ヵ月後 ／	日常診療	拠点病院 1年後 ／	日常診療	拠点病院 2年後 ／	日常診療	拠点病院 3年後 ／	日常診療	拠点病院 4年後 ／	日常診療	拠点病院 5年後 ／
達成目標		術後連携によるフォローアップ →												
		ホルモン療法の完遂 →												
		術後後遺症、副作用、再発の発見 →												
連携・連絡	術後連携の説明 再発、副作用等発生時の連絡先確認	再発、副作用等発生の場合、連絡 → □患者様用パス説明												
投薬	処方 チェック	□ホルモン剤 （　） □服薬状況確認 □併用薬チェック	□ （　） □ □	□ホルモン剤 （　） □服薬状況確認 □併用薬チェック	□ （　） □ □	□ホルモン剤 （　） □服薬状況確認 □併用薬チェック	□ （　） □ □	□ホルモン剤 （　） □服薬状況確認 □併用薬チェック	□ （　） □ □	□ホルモン剤 （　） □服薬状況確認 □併用薬チェック	□ （　） □ □	□ホルモン剤 （　） □服薬状況確認 □併用薬チェック	□ （　） □ □	
教育・指導	服薬指導（保険薬局） 生活支援	→												
診察・検査 全状身態	PS	→												
問診 TAM	更年期症状 帯下の変化 不正出血 子宮体癌検診（年１回）	□ □ □ □	□ □ □	□ □ □ □	□ □ □	□ □ □ □	□ □ □	□ □ □ □	□ □ □	□ □ □ □	□ □ □	□ □ □ □	□ □ □	□ □ □ □
問診 AI剤	関節痛 更年期症状 骨密度測定（年１回）	□ □ □	□ □	□ □ □	□ □	□ □ □	□ □	□ □ □	□ □	□ □ □	□ □	□ □ □	□ □	□ □ □
視・触診	局所：腫瘤・硬結・発赤 リンパ節腫大 鎖骨上窩：リンパ節腫大 腋窩：リンパ節腫大 患側上肢：リンパ浮腫・炎症	→												
検査	末梢血一般 生化学 腫瘍マーカー （CEA,CA15－3,その他）	6ヶ月毎 → 6ヶ月毎 → 6ヶ月毎 →												
検査	マンモグラフィ 胸部レントゲン 腹部超音波検査 CT 骨シンチ	□ □ □ □ □				□ □ □ □ □				□ □ □ □ □				□ □ □ □ □

担当施設名と通院間隔は施設間の協議によります。　（谷水班資料より）

⑤共同診療計画（医療者用連携パス）を各疾患の治療法ごとに作成する
⑥連携意志のある地域の全医療機関が使えることを要件とする
⑦連携パスの使用を医療機関や患者に説明する
⑧緊急時対応の取り決めを明記する
⑨紙のひな型を提示する
⑩将来的には電子化を見据える
⑪連携医療機関と定期的に協議する場を設ける

そして用意すべきがん地域連携クリティカルパスの４つの要件は以下である。

①医療機関の機能・役割分担表
②共同診療計画表（医療者用連携パス）
③私のカルテ（患者用連携パス）
④医療連携のポスター。

①医療機関の機能・役割分担表は横軸に医療機関（がん診療拠点病院、一般病院、診療所、訪問看護ステーション、保険薬局など）をとり、縦軸にケアプロセス（診断、検査、治療、経過観察などを配置したマトリックス表でそれぞれのセルに

機能・役割分担を記入する。

②共同診療計画表はいわゆる医療者用がん地域連携クリティカルパスで、疾病別、治療処置別、症状別に作成する。基本は①の医療機関の機能・役割分担を時系列表に落とし込んだスケジュール表（パス表）である。病院と診療所で共有すべき到達目標、薬剤投与計画、検査、観察項目等をスケジュールとして記入してある。図4－4に乳がんの地域連携クリティカルパスの事例を示す。

③私のカルテは患者自己携帯式で以下の項目を含む。がん地域連携クリティカルパス説明・同意書、連携先医療機関の一覧、知っておきたい私の診療情報、患者用がん地域連携クリティカルパス、自己チェックシート、おくすり手帳、副作用の説明書、緊急時の対応と連絡先など。

④連携ポスターは連携先医療機関名を記入した連携啓発用ポスターで病院・診療所の診察室に掲示する。

今後、がん地域連携パスは診療報酬の後押しもあって、その普及に拍車がかかるだろう。そのときぜひとも谷水班のがん地域連携パスの4点セットを使ってもらいたいものだ。実際に谷水班の共同診療計画表はそのまま、今回の診療報酬算定用の「地域連携診療計画」表として使用することができる。

◎東京都がん地域連携パス

つぎに東京都におけるがん地域連携パスの取り組みを紹介しよう。東京都には2013年現在、国の指定するがん診療連携拠点病院と東京都独自に指定するがん診療連携拠点病院があわせて24カ所ある（図4－5）。このがん診療連携拠点病院が東京都がん診療連携拠点病院協議会を作って、がん地域連携パスの東京都版を作っている。

具体的には「東京都医療連携手帳」という患者自己携帯型の地域連携パスである。この東京都医療連携手帳は5大がんについてそれぞれ作成され、さらにこれをがん地域連携パスの報酬請求に用いることもできる。

【図４-５】がん診療連携拠点病院

■都道府県がん診療連携拠点病院（２か所）

施設名	役割
東京都立駒込病院	地域連携の中心
公益財団法人がん研究会 有明病院	がん医療に係る人材育成の中心

■地域がん診療連携拠点病院（22 か所）

施設名	担当圏域(※)	構成区市町村
東京慈恵会医科大学附属病院	区中央部	千代田、中央、港、文京、台東
国家公務員共済組合連合会虎の門病院		
順天堂大学医学部附属順天堂医院		
東京大学医学部附属病院		
日本医科大学付属病院	区東北部	荒川、足立、葛飾
聖路加国際病院	区東部	墨田、江東、江戸川
ＮＴＴ東日本関東病院	区南部	品川、大田
昭和大学病院		
東邦大学医療センター大森病院		
独立行政法人国立病院機構東京医療センター	区西南部	目黒、世田谷、渋谷
日本赤十字社医療センター		
慶應義塾大学病院	区西部	新宿、中野、杉並
東京女子医科大学病院		
東京医科大学病院		
帝京大学医学部附属病院	区西北部	豊島、北、板橋、練馬
日本大学医学部附属板橋病院		
青梅市立総合病院	西多摩	青梅、福生、羽村、あきる野、瑞穂、日の出、檜原、奥多摩
東京医科大学八王子医療センター	南多摩	八王子、町田、日野、多摩、稲城
武蔵野赤十字病院	北多摩南部・北多摩西部	武蔵野、三鷹、府中、調布、小金井、狛江、立川、昭島、国分寺、国立、東大和、武蔵村山
杏林大学医学部付属病院		
東京都立多摩総合医療センター		
公立昭和病院	北多摩北部	小平、東村山、西東京、清瀬、東久留米

※：担当圏域については、拠点病院としての役割を決めたものであり、実際には担当圏域を超えて連携が行われることがある。

●2013 年 5 月末現在・東京都ホームページより

こうした動きと平行して、われわれは港区において国際医療福祉大学三田病院と済生会中央病院とで港区がん連携パス研究会を作って、がん地域連携パス（わたしのカルテ）の検討を行った。というのも東京都医療連携手帳胃がん、大腸がんはステージⅠのみでステージⅡ、Ⅲの胃がん大腸がんの術後経口化学療法を行うがん地域連携パスがないからだ。このため胃がん・大腸がんステージⅡ、Ⅲを含む地域連携パスを開発して、東京都医療連携手帳と一緒に使用してもらってはと考えている。

〈参考文献〉○中央社会保険医療協議会資料（平成22年1月15日、1月13日、1月29日、2月3日、2月5日）
○平成22年度診療報酬改定説明会資料（平成22年3月5日）
○厚生労働科学研究「全国のがん診療連携拠点病院において活用が可能な地域連携クリティカルパスモデルの開発」（班長四国がんセンター谷水正人）オープンカンファレンス資料平成22年2月14日
○「がん地域連携クリティカルパス」じほう／２０１０年

3　地域連携パスと電子化最前線

２０１２年の診療報酬改定の重点課題は以下2点であった。①急性期医療の適切な提供に向けた病院勤務医等の負担の大きな医療従事者の負担軽減、②医療と介護の役割分担の明確化と地域における連携体制の強化の推進および地域生活を支える在宅医療などの充実。前回２０１０年改定に引き続いて、「地域における連携体制の強化」が挙がっている。

今回は、その連携体制の構築のツールとしての地域連携クリティカルパス（以下、地域連携パス）とその電子化最前線を見ていくことにする。

◎地域連携パスと診療報酬

地域連携パスの定義とは「疾病別に疾病の発生から診断、治療、リハビリまでを、診療ガイドラインに沿って作成する一連の地域診療計画」といえる。地域連携パスは、もともと院内で使われているクリティカルパスのコンセプトを医療機関の壁を越えて地域に拡張したものといえる。地域連携パスは、２００３年ごろに、熊本市の整形外科医が中心となって始まったシームレス研究会から生まれた。同研究会は整形外科疾患に関して、手術を行う急性期病院とリハビリを行う回復期リハビリ病院の病院間を結ぶクリティカルパスとして全国にさきがけて地域連携パスの開発した。

この地域連携パス、とくに大腿骨頸部骨折の地域連携クリティカルパスを使用したところ、急性期病院、回復期リハ病院の両方で在院日数の短縮に繋がったという効果を示した。こうした効果が評価されて大腿骨頸部骨折の地域連携クリティカルパスが２００６年の診療報酬に保険収載される。

その後、２００８年には脳卒中、２０１０年にはがんの地域連携パスが保険収載されて、地域連携パスが全国に普及することになる。また、その電子化についても熊本のシームレス研究会で早くから開発が行われ、２００４年にはインターネット上で患者情報を入力して、病院間で共有する電子化地域連携パスの試みが行われている。

◎２０１２年診療報酬と地域連携パス

さて、このように２００６年から診療報酬に取り入れられた地域連携パスであるが、２０１２年の診療報酬改定で、クリティカルパスについては以下の2点が取り上げられた。

（１）入院診療計画の院内クリティカルパスによる代替

（２）地域連携パスの退院調整への応用と疾病範囲の拡大

これを順次見ていこう。

(1) 入院診療計画の院内クリティカルパスによる代替

まず入院診療計画を院内クリティカルパスで代替することについて見ていこう。入院診療計画書とは、以下の要件を備えた入院時に作成し患者に提示する文書のことである。「医師、看護師等の共同により策定された入院診療計画であること」、「病名、症状、推定される入院期間、予定される検査及び手術の内容並びにその日程、その他入院に関し必要な事項が記載された総合的な入院診療計画であること」、「患者が入院した日から起算して7日以内に当該患者に対し、当該入院診療計画が文書により交付され説明がなされるものであること」。この入院診療計画書は院内クリティカルパスのコンセプトに極めて近い。このため院内クリティカルパスで入院診療計画書を代用することを可とすることを今回、明示したものだ。

これまでも院内クリティカルパス(患者用パス)を入院計画書に添付して患者に説明している施設は多かった。これを今回、改めて診療報酬上で明記することとした。

(2) 地域連携パスの退院調整への応用と疾病拡大

地域連携パスについては、06年診療報酬改定で大腿骨頸部骨折、08年改定で脳卒中が導入された。あらかじめ作成した共通の診療計画表(地域連携パス)に基づく一連の治療を複数の医療機関が実施した場合、連携に加わった医療機関を評価したものだ。具体的には、急性期病院から後方のリハビリ病院などの連携先医療機関に患者が転院した場合に「地域連携診療計画管理料」を算定し、転院先の医療機関は、患者の退院時に「地域連携診療計画退院時指導料」を算定する仕組みだ。

この地域連携パスの仕組みは見方を変えれば、後方の病院や介護施設への転院調整や、在宅への退院調整のツールとも言える。このため地域連携パスを退院調整に活用することを条件として、現行の大腿骨頸部骨折、脳卒中、がん以外の疾患にも拡大して適応してはどうかというのが今回の改定の趣旨である。

この趣旨のもと、地域連携パスを他疾患にも拡張することのできる新設加算が、「地域連携計画加算（300点）」である。この加算の要件は以下である。「入院時の症状、標準的な入院期間、退院後に必要とされる診療等の在宅での療養に必要な事項を記載した退院支援計画を作成し、当該患者に説明し、文書により提供するとともに、当該患者の治療を担う別の保険医療機関と共有した場合の評価を行う」。そしてとくにこの加算の対象は退院や転院が困難あるいは退院や転院にあって十分な説明が必要な患者が主な対象となる。

さて、現状では診療報酬で加算が認められている大腿骨頸部骨折、脳卒中、がんの地域連携パス以外にも数多くの地域連携パスが現場では運用されている。たとえば糖尿病、心筋梗塞、ＣＯＰＤ、ＣＫＤなど。こうした疾病の地域連携クリティカルパスも今回から「地域連携計画加算」として算定が可能となった。この加算を大いに活用して、地域連携パスの普及に努めたいものだ。

◎がん地域連携パス

またがん診療の医療連携や地域連携パスについても、見直しが行われた。現在、全国に388箇所あるがん診療連携拠点病院は、がんの診断の確定した患者を他の医療機関から紹介で入院で受け入れ、手術を行った場合、「がん診療連携拠点病院加算（500点）」を得ることができる。ところが現状ではがん診療連携拠点病院に紹介される患者が、まだがんの確定診断が付いていない場合はこの加算が受けられない。しかし現状では紹介患者のうち、約半分は未診断である。このため厚労省は同加算について、がんの疑いがあるが未診断の紹介患者や、外来で化学療法や放射線療法を受ける紹介患者でも同加算の対象に加えることになった。

さらに、がん診療連携拠点病院が患者の個別の治療計画（がん地域連携パス）を作成して退院後の治療を担う医療機関に紹介した場合を評価する「がん治療連携計画策定料（750点）」についても適応を拡大することになった。

同策定料は、現行ではがん診療連携拠点病院が患者の退院後すぐに他の医療機関へ紹介した場合のみ評価している。しかし実際にはがん診療連携拠点病院で手術した後、拠点病院の外来で一定期間フォローアップしたり、外来化学療法を行ったあと連携する医療機関に紹介する場合が多い。こうした点を踏まえて、外来でフォローアップや化学療法を行った後の医療機関への紹介患者についても一定の要件下で「がん治療連携計画策定料」の対象とすることになった。

◎地域連携パスの電子化

さて、地域連携パスは始まった当初は、熊本市のような比較的狭い地域の限られた医療機関の間で作られ運用されていたが、最近では都道府県単位でその導入が進み、同時に標準化作業が進んでいる。たとえばがんの地域連携パスについて言えば、東京都では２００９年から東京都がん診療連携拠点病院協議会が中心となって5大がんと前立腺がんの地域連携パスを標準化した。できあがった標準がん地域連携パスは「東京都医療連携手帳」という患者自己携帯型の手帳形式で、医療者用と患者用の地域連携パスを含んでいる。

さてこのように地域連携パスが広域化すればするほど、また様式が標準化すればするほど、地域連携パスの電子化の必要性と可能性が高まる。これも東京都の例であるが脳卒中地域連携パスのネットワークがこれまで都内には10ほどあり、それぞれ個別に運用されている。これらを東京都全体で標準化された脳卒中連携パスに統合した上で、電子化を行おうという計画が現在、進んでいる。こうした都道府県単位での地域連携パスの標準化やその電子化がこれからのトレンドとなるだろう。

◎地域連携パスの電子化共通形式

さらに今後、上述したような都道府県単位の地域連携パスの電子化にあたっては、標準となる電子化の共通形式や疾病別の情報項目の標準化が必要となる。つぎにこれについて見ていこう。

２０１０年６月に、著者も班員の一人である厚生労働科学研究事業「日本版ＥＨＲ研究班（研究代表田中博氏、東京医科歯科大学大学院生命情報科学教育部教授）」が都内で開催された。この研究班の課題は「日本版ＥＨＲ（エレクトロニック・ヘルスレコード）を目指した地域連携電子化パスにおける共通形式と疾患別項目の標準化に向けた研究」である。

この発表の中で、地域連携パス電子化共通規格分科会の研究成果を紹介しよう。まず木村通男氏（浜松医科大学医学部附属病院医療情報部教授）の報告によれば、医療情報の標準規格では、２０１０年３月に厚生労働省が標準規格を定めた際に、電子紹介状規格として診療文書国際標準のHL7 Clinical Document Architecture Release 2（HL7 CDA R2）がそのリストに含まれたという。また、ＣＤＡを臨床文書に特化させたＣＣＤ（Continuity of Care Document）が、国際的に使われ始めた経緯を踏まえて、同分科会としては「糖尿病連携手帳（糖尿病地域連携パス）の項目をＣＣＤと対応させ、ＣＣＤ形式での連携が実現可能であることを示すこととした」と述べた。ただ木村氏は同時に「患者基本情報や検査結果などは、定められたデータ形式で格納するため、その後のデータベースへの取り込みと検索にはコードの標準化が必須である。しかし、糖尿病連携手帳の処方歴は自由文で記述されているので、検索するために標準化して取り込むことができず、今後の課題として残っている」とも述べている。

この他、疾患別地域連携パス分科会では、宮本正喜氏（兵庫医科大学病院医療情報部教授）が「脳卒中地域連携パスシステムにおけるIPsec VPN+IKEの運用」について、また平井愛山氏（千葉県立東金病院院長）が「地域連携電子化パスを基盤にした地域ぐるみの慢性疾病管理システムの本格運用」について、水野正明氏（名古屋大学医学部附属病院准教授）が「地域医療情報連携システム『ＮｅｗＭｅＬＣ』と在宅医療ネットワーク『いきいき笑顔ネットワーク』の連携と統合」について、原量宏氏（香川大学瀬戸内圏研究センター特任教授）が『かがわ遠隔医療ネットワーク（K―MIX）』を基盤とした電子処方せんネットワークシステムとWEBお薬手帳について、また筆者からは「がん地域連携パスの電子プロジェクト」について、それぞれ成果を報告した。

また地域連携パスの情報項目については、平井氏が糖尿病の千葉県東金市の地域連携ネットワークの経験から述べたように、連携に最小限必要な「ミニマムデータセット」で情報項目の絞り込みが必要となる。その項目もHbA1cのような検査値が疾病管理の上で必要であり、こうした検査値をどのデータベースから得るかが課題とのことだ。

また同研究班の班長の田中氏が強調したように、地域連携パスの電子化は、そのデータベース化が最重要課題であり、そのデータベースの利活用については、世界的な傾向として慢性疾患の重症化予防や合併症予防のための疾病管理へ活用を念頭に置くことが重要とのことだった。

◎「どこでもMY病院」構想と「シームレスな地域医療連携」の実現

さてつぎに国レベルでの地域連携パスに関するIT戦略を振り返ってみよう。内閣府のIT戦略本部では、2010年に、「新たな情報通信技術戦略」を公表した。この中で医療分野の具体的な取り組みとしては以下の4項目が挙げられている。「『どこでもMY病院』構想の実現」、「シームレスな地域連携医療の実現」、「レセプト情報等の活用による医療の効率化」、「医療情報データベースの活用による医薬品等安全対策の推進」である。ちなみに筆者は「レセプト情報等の活用による医療の効率化」のワーキンググループの座長を務めていて、2011年度に取りまとめを作った。

さて「『どこでもMY病院』構想の実現」では、国民がみずから医療・健康情報を蓄積し、自らの身体の状態の管理をしていくためのツールや仕組みを提供することをめざしている。「シームレスな地域連携医療の実現」は、生活習慣病など慢性疾患の合併症予防や重症化予防に繋がる具体的な成果の上がる地域連携システムの構築を目指している。さらに地域連携を医療ばかりでなく介護の分野まで拡大し、医療と介護のデータを共有できる仕組みの構築をめざしている。

両者の関係を言えば、まず「どこでもＭＹ病院」構想は個人を経由した医療情報の活用、いわゆるＰＨＲ（パーソナル・ヘルスレコード）のアプローチであり、「シームレスな地域連携医療の実現」は医療施設に蓄積された情報を医療機関間で連携するＥＨＲ（エレクトロニック・ヘルスレコード）のアプローチといえる。これは地域連携パスの例でたとえて言えば、前者は患者が自己携帯する患者用地域連携パス、後者は医療機関が共有する医療者用地域連携パスといえる。この両者がいずれも必要なことは明らかだが、その電子化の仕組みには大いに隔たりがある。

これらの課題を実現するためには、現時点ではいくつかの克復すべき課題もある。例えば、「どこでもＭＹ病院構想」では、個人が医療情報を継続的に管理するためには、蓄積したデータの移動ができるポータビリティの確保が重要だ。一方、「シームレスな地域連携医療の実現」に向けては、関係する医療機関などで情報連携ができるようなシステムの活用、たとえば電子化された地域連携パスの実現などが課題だ。そのポイントはローコストで最小限の連携データに絞り込んだ簡易なシステムとそのデータベース化にある。そしてそのデータベースの利活用の目的として生活習慣病の疾病管理への応用が挙げられている。

こうした具体的な問題解決へ向けてまず「シームレスな地域連携医療の実現」では、２０１１年度以降、糖尿病などの生活習慣病の疾病管理において、また、在宅医療と介護の連携において、どのような情報を共有することが望ましいか、厚生労働省、経済産業省、総務省が検討を行い、地域連携ネットワークのモデルプランの実証実験を行うことになっている。

こうした実証実験の中で地域連携パスの電子化の基盤作りも進めることができればと考えている。

さて地域連携パスの電子化で振り返ったように、その電子化が最近の国レベルでも政策トレンドとなっている。その電子化の最大の目的はそれによって蓄積されたデータベースの利活用にある。

現在、著者は前述したように内閣府の「新たな情報通信技術戦略」の医療分野におけるワーキンググループ「レセプト情報等の活用による医療の効率化」の取りまとめを行った。その作業を行う中で、つぎのことを痛感した。レセプトについて言えば、レセプトデータを全国規模で集積してナショナル・データベースとして利用する時代が始まった。ワーキンググループではその可能性について検討したが、さまざまの応用可能性が広がって、まさに巨大データベースの威力を前にして身震いする思いだ。

また最近の医療情報技術（ＩＣＴ）の進歩にも目を見開かされている。さまざまなタブレット型端末の登場や、高速通信、大量の情報を一挙に集め、それを分析するさまざまなデータベース情報技術の進歩がこうした世界を可能にしたと言える。

こうした観点から地域連携パスのこれからの展開に注目したい。

〈参考文献〉①２０１２年診療報酬改定中医協答申（２０１２年2月10日）
②田中博ら、厚生労働科学研究費補助金「日本版ＥＨＲを目指した地域連携電子化クリティカルパスにおける共通形式と疾病別項目の標準化に向けた研究」平成22年度報告書
③内閣府高度情報通信ネットワーク社会推進戦略本部、新たな情報通信技術戦略報告書２０１０年5月11日（http://www.kantei.go.jp/jp/singi/it2/100511honbun.pdf）

第5章

医療改革の目玉・チーム医療のキーワード

1　診療報酬改定とチーム医療

2012年診療報酬改定の予算配分額の内容を見ると、医科への配分約4700億円のうち、勤務医負担軽減に1200億円、地域医療・在宅の充実には1500億円の配分となった。

とくに勤務医負担の軽減の中でも、医師、看護師、薬剤師など多職種の連携によるチーム医療の促進が報酬改定の大きな目玉となっている。今回はそのチーム医療関連加算の中から、糖尿病腎症による透析予防に係る「糖尿病透析予防指導管理料」(350点)、「院内トリアージ実施料」(100点)、「精神科リエゾンチーム加算」(200点)、「外来緩和ケア管理料」(300点)を取り上げて、詳細に見ていこう。

◎糖尿病透析予防指導管理料(350点)

日本透析医学会の調査によると2010年に新たに透析療法を始めた患者数は、3万7532人で、そのうち糖尿病性腎症が原因で透析を開始する患者割合は43・5%であった。かつては透析といえば慢性糸球体腎炎による腎不全が主要疾患であった。しかし1998年頃より糖尿病性腎症が慢性糸球体腎炎を追い越し、この2年ほどやや落ち着いたとは言え、その増加は著しい。

透析を開始すれば患者一人あたり年間およそ550万円の透析医療費がかかる。現在、糖尿病性腎症による累積透析患者数は10万2788人(2010年末)であるので、その医療費は年間、およそ5600億円あまりにも上る。こうした糖尿病性腎症由来の透析導入をすこしでも減らすためには、糖尿病腎症保存期における診療ガイドラインに沿った指導管理や治療の徹底が何より必要だ。ガイドラインによれば以下の管理目標を守ることが腎透析導入の減少や遷延につながる。HbA1c…6・5%未満、降圧目標130/80㎜Hg以下、蛋白制限食(0・8g/kg)。

さて今回、この糖尿病透析予防のための外来指導管理料が新設された。新設された糖尿病透析予防指導管理料（350点）では、専任の医師とその医師の指示を受けた専任の看護師（又は保健師）と管理栄養士が「透析予防診療チーム」を形成して、患者に対し、日本糖尿病学会の「糖尿病治療ガイド」等に基づき、患者の病期分類、食塩制限およびタンパク制限等の食事指導、運動指導、その他生活習慣に関する指導等を必要に応じて個別に実施することとしている。

また糖尿病透析予防指導管理料の指導の実施に当たっては、透析予防診療チームは、糖尿病性腎症のリスク要因に関する評価を行い、その結果に基づいて、指導計画を作成し、そしてその成果を報告するとしている。報告する成果内容はＨｂＡ１ｃが改善または維持された患者の割合、血中クレアチニン値またはｅＧＦＲが改善または維持された患者の割合、血圧が改善または維持された患者の割合となっている。

さて糖尿病透析予防指導管理料は糖尿病性腎症が適応だが、今後はさらに疾病範囲を拡大してＣＫＤ（慢性腎臓病）の外来における重症化予防もその対象にしたいものだ。ＣＫＤとは、糖尿病性腎症、ＩｇＡ腎症、腎硬化症など原疾患にかかわらず、たんぱく尿が出ているか、または中等度以上の腎機能低下（ｅＧＦＲが60以下）のいずれかが３ケ月以上持続することを言う。もちろん中でも糖尿病性腎症がその多くを占めている。ＣＫＤも糖尿病患者の増加に伴って患者数が急増している。ＣＫＤは潜在的な患者も含めればなんと全国で罹患者数は６００万人も及ぶと言われている。この患者数の急増を前に専門医の数がまず足りない。専門医は腎臓内科医や透析医を合わせてもたかだか６０００人あまり、このままだと専門医１人で常時１０００人のＣＫＤ患者を診ることになってしまう。これは物理的にとても無理だ。このため病院の専門医と看護師、保健師、栄養士の院内チームと、地域の診療所の医師や地域の看護師、保健師、薬剤師、栄養士などの多職種チームによる連携が求められている。こうした地域の多職種チームによる地域連携のツールとして地域連携クリティカルパスがＣＫＤにおいても開発されている。こうした動きに今後は期待したいものだ。

◎院内トリアージ実施料（１００点）

院内トリアージは、もともと２０１０年診療報酬改定で「地域連携小児夜間・休日診療料」における小児救急の「院内トリアージ」で導入されたのが始まりだ。地域連携小児夜間・休日診療料は地域の基幹病院の小児科への救急患者が集中して小児科の勤務医が疲弊することを避けるために、夜間・急病センター、病院の救急外来等において地域の診療所医師が病院の小児専門医と連携・協力して、診療に当たる体制を評価したものである。

院内トリアージは、こうした小児救急の現場でのトリアージ評価から始まった。このトリアージ評価とは、患者が来院後速やかに、専任の医師や専任の看護師により、患者の状態の緊急度に応じて患者区分を行い、診療の優先順位付けを行うことである。こうした院内トリアージを今回、小児ばかりでなく成人救急の領域まで広げることとした。

具体的な院内トリアージの実施基準は以下のようである。①トリアージ分類の設定、②トリアージ目標とその開始時間及び再評価時間の設定、③トリアージの流れ、そしてこれら院内トリアージの実施について患者に説明を行い、院内の見やすい場所への掲示等により周知を行っていることや、さらに専任の医師又は救急医療に関する3年以上の経験を有する専任の看護師が配置されていることを要件としている。

さて院内トリアージについては、日本臨床救急医学会と日本救急看護学会では、合同委員会を設置し、救急外来でのトリアージ方法の開発を行った。その際、トリアージの国際的な動向も検討した。その結果、カナダで１９９８年から運用実績のある救急外来トリアージシステムであるＣＴＡＳ（Canadian Triage & Acuity Scale）を我が国にも導入し、これをもとにした日本版ＪＴＡＳ（Japan Triage & Acuity Scale）の開発と研修を行うことになった。

◎精神科リエゾンチーム加算（２００点）

今回の改定で精神科医リエゾンチーム加算（２００点）が新設された。趣旨は一般病棟における精神医療のニーズの高まりを踏まえ、一般病棟に入院する患者に対して精神科医、専門性の高い看護師、精神保健福祉士、作業療法士等が多職種で連携し、より質の高い精神科医療を提供した場合の評価を行うことにある。

算定要件としては、以下が挙げられている。①一般病棟に入院する患者のうち、せん妄や抑うつを有する患者、精神疾患を有する患者、自殺企図で入院した者が対象。②精神症状の評価、診療実施計画書の作成、定期的なカンファレンス実施（月1回程度）、精神療法・薬物治療等の治療評価書の作成、退院後も精神医療（外来等）が継続できるような調整等を行う。③算定患者数は、1チームにつき1週間で概ね30人以内とする。

さて今回の加算の背景を見ていこう。まず一般病棟における精神医療ニーズが高まっている。一般病棟から精神科に依頼された症例の精神科診断は以下のようだ。せん妄、神経症、適応障害、うつ病。とくにせん妄患者は全体の2～3割を占めていて、精神科リエゾン介入が必要な患者群だ（図５－１）。入院中の患者のせん妄の有病率は極めて高く、入院患者で10～30％、とくに入院中の高齢者では10～40％、入院中のがん患者では25％、術後は50％以上、人工呼吸器装着者は83・3％、ＩＣＵで36％、終末期では85～90％という海外データもあるくらいだ。

またこれも海外事例であるが、ＩＣＵ入院中の高齢者におけるせん妄期間と患者の1年死亡率とは相関し、また高齢者のせん妄持続期間の遷延は患者予後を悪化させるというデータもある。そしてこうしたせん妄発症患者に対して多職種で介入を行うことで、せん妄患者の入院期間や死亡率を減少させたというデータもある。

【図5-1】一般診療科から依頼された症例の精神科診断

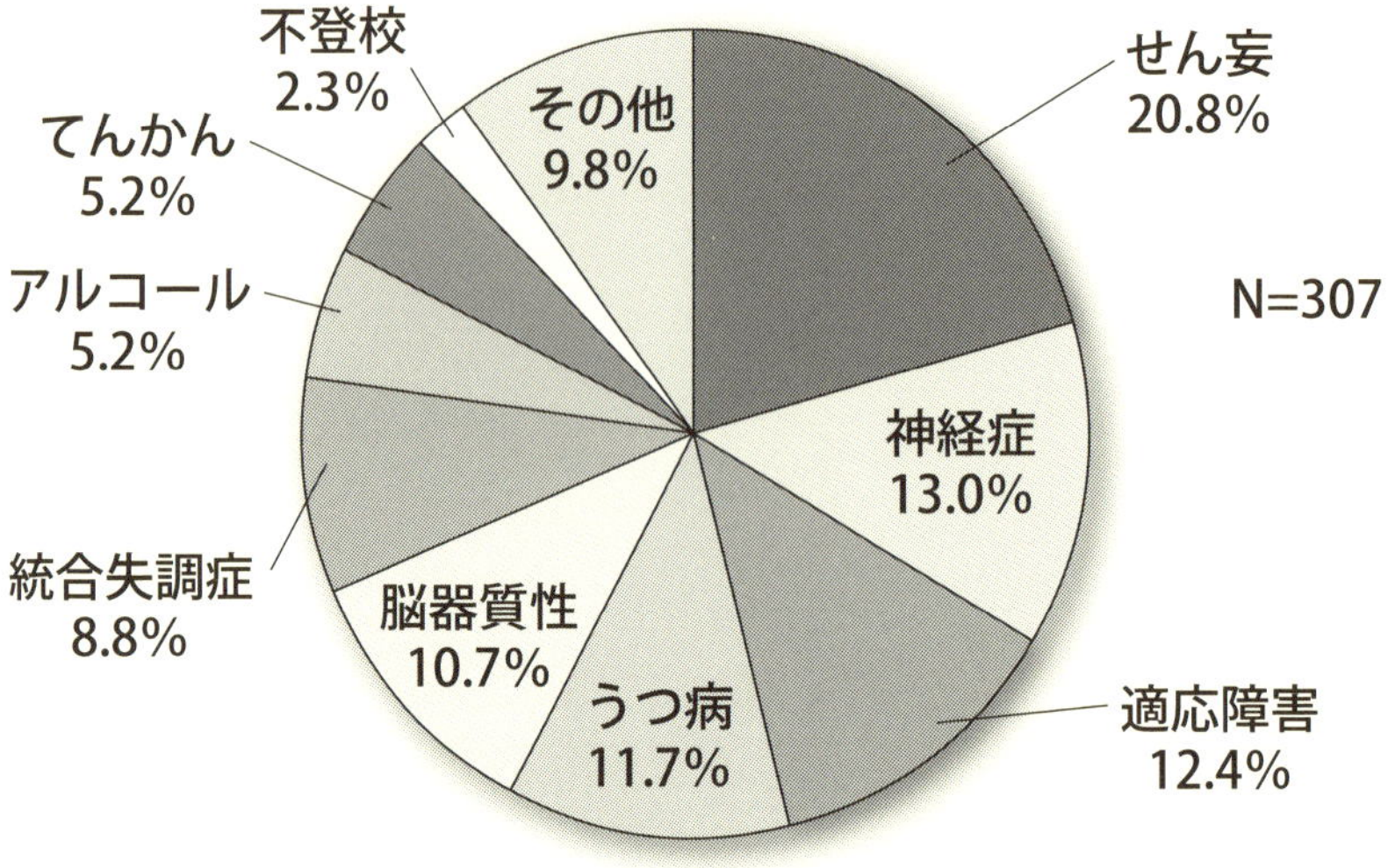

三浦星治ら：島根医科大学附属病院におけるコンサルテーション・リエゾン活動について、島根医学、21（4）、32−38, 2001

◎うつ病

つぎにうつ病について見ていこう。身体疾患へのうつ病の合併も在院日数の延長要因になる。たとえば脳卒中に合併するうつ病やがんに合併するうつ病は頻度が多い。ある総合病院の精神科が内科系の2つの病棟に入院中の患者211名を対象とし調査を行った。調査では精神疾患の有無にかかわらず2カ月間にわたり、毎週定期的に入院患者の面接を続け、精神状態の経過を観察した。この対象患者211名のうち32名（15・2％）にうつ病が合併し、このため入院期間が長期化していた。これらのうつ病合併症に抗うつ薬を用いた専門的な薬物療養を実施した場合、非薬物治療群と比べて約40日間入院期間が短縮したという結果も得られた（保坂隆監修『在院日数短縮をめざして』より）。

さてこうしたアウトカムを期待されている精神科リエゾンチームであるが、具体的な手順について見ていこう。まず病棟から精神科および精神看護専門看護師に相談依頼の提出があると、精神科医や専門看護師が単独で関わるものとリエゾンチームで関わるものに症例を分類する。リエゾンチームが関わる場合には患者の状態やニーズに応じて、チーム編成を行い、チーム会議（主治医、病棟の受け持ち看護師、精神科医、精神看護専門看護師、ソーシャルワーカー、患者総合相談室看護師、薬剤師など）を週一回程度、実施し、患者の了解を得て介入する。

精神科リエゾンチームでは、これらの介入に関する診療実施計画書や治療評価書を作成する。そしてこれらの計画書や評価書には精神症状等の重症度評価、治療目標、治療計画等の内容を含んでいることが加算の要件ともなっている。

◎外来緩和ケア管理料（３００点）

外来緩和ケア管理料とは、医師ががん性疼痛の症状緩和を目的として麻薬を投与している外来通院中のがん患者のうち、疼痛、倦怠感、呼吸困難等の身体的症状や不安、抑うつなどの精神症状を持つ者に対して、症状緩和に係る専従のチーム（以下「緩和ケアチーム」）による診療が行われた場合に算定する。

緩和ケアチームは、身体症状及び精神症状の緩和を提供する。緩和ケアチームの医師は緩和ケアに関する研修を修了した上で診療に当たることが必要だ。また緩和ケアチームは初回の診療に当たり、当該患者の診療を担う医師、看護師及び薬剤師などと共同の上、緩和ケア診療実施計画書を作成し、その内容を患者に説明の上交付するとともに、その写しを診療録に添付することが必要となる。そして1日当たりの算定患者数は、1チームにつき概ね30人以内とする。なお、緩和ケアチームは、緩和ケア診療加算の緩和ケアチームと兼任可能である。

２００7年に施行されたがん対策基本法に基づくがん対策推進基本計画において、緩和ケアの推進がその重要な施策のひとつとして位置づけられた。２０１１年4月の時点で全国に３８８のがん診療連携拠点病院が整備され、がん診療連携拠点病医院のすべてに緩和ケアチームの設置が義務づけられた。また、緩和ケアを入院から外来まで途切れなく行うために、緩和ケア外来の設置ががん診療連携拠点病院においては義務づけられている。

しかしながら、緩和ケアチームや緩和ケア外来の整備の現状は、一般病院を含めた調査ではまだこれからというところも多い。たとえば２０１０年の緩和ケアチームの全国アンケート調査（木澤ら）によれば、がん診療連携拠点病院や大学病院、一般病院などの７８５病院のうちがん緩和ケア外来を有する病院は４０９病院（75・６％）で、がん緩和ケアチームによる多職種による介入が行われていたのは５４１病院（68・９％）であった。

緩和ケアチームが介入する緩和ケア外来の普及が今回の外来緩和ケア管理料の新設を契機に促進されることが期待される。

このほかにも病棟の薬剤師業務を評価した、「病棟薬剤業務実施加算」（１００点）や、「移植後患者指導管理料」（３００点）、「栄養サポートチーム加算」（２００点）の一般病棟入院基本料（13対1、15対１）への算定拡大などのチーム医療加算が盛り込まれている。

勤務医の負担軽減とともに医療の質向上のためにも、チーム医療は今後とも医療のトレンドである。チーム医療関連加算のさらなる拡大へ向けて努力したいものだ。

〈参考文献〉平成24年診療報酬改定説明会資料（平成24年3月5日）厚生労働省ホームページより
http://www.mhlw.go.jp/bunya/iryouhoken/iryouhoken15/2-3.html

2　呼吸器ケアチームと栄養サポートチーム

２０１０年診療報酬改定では、勤務医の負担軽減策として医師事務作業補助体制加算や急性期病院の看護補助者に対して急性期病院看護補助体制加算などの手厚い加算がついた。それと同時に急性期病院の院内におけるチーム医療にも目白押しに加算がついた。「呼吸器ケアチーム加算」、「栄養サポートチーム加算」などである。ここではこうしたチーム医療加算とその導入の背景について見ていこう。

◎呼吸ケアチーム加算

「呼吸ケアチーム加算（１５０点）」は、人工呼吸器の早期離脱や人工呼吸器関連の合併症の予防へ向けて新設された。同加算は一般病棟（特定機能病院を含む）か専門病棟の入院基本料の届け出病棟に入院し、48時間以上継続して人工呼吸器を装着している患者ごとに算定する。算定要件は、「人工呼吸器装着をした後一般病棟での入院期間が1か月以内」、「人工呼吸器の離脱に向け、医師や専門の研修を受けた看護師らの専任チームによる診療などが行われた」―などの場合に週1回に限り算定できることになった。

専任チームには、人工呼吸器管理などの十分な経験がある医師や、人工呼吸器管理の6か月以上の研修を受けた看護師、人工呼吸器の保守・点検の経験が3年以上の臨床工学技士、呼吸器リハビリテーションなどの経験が5年以上の理学療法士らが参加することになっている。さて今回の呼吸器ケアチーム加算の背景について見ていこう。

◎増える人工呼吸器関連合併症

最近では呼吸器合併症を有する重症患者や術後の呼吸器管理のために人工呼吸器を装着する患者が増えて

いる。そして人工呼吸器からの離脱の遅れに伴う合併症や、逆に早すぎる離脱による再挿管等が問題となっている。離脱の遅れはＩＣＵ滞在日数の延長やコスト増加だけでなく、後述する人工呼吸器関連肺炎（Ventilator-Associated Pneumonia、以下ＶＡＰ）のリスクが高まることが大きな問題だ。

しかし一方、早すぎる人工呼吸器からの離脱では、自律呼吸による呼吸筋の疲労などに伴う呼吸状態の悪化で、再挿管となる可能性もある。再挿管された場合の死亡率は30～40％とこれもまた高率だ。というわけで人工呼吸器管理ははなはだ難しい。とくに頭を悩ますのがＶＡＰである。これほどやっかいな人工呼吸器合併症はない。いったん発症すると人工呼吸器からの離脱が遷延するし、なによりもＶＡＰ死亡率は20～33％といわれていてきわめて高い。とくに高齢患者や担癌患者、免疫抑制状態の患者、慢性肺疾患患者などが高リスク群とされる。またＶＡＰは高侵襲の手術を受けて術後に人工呼吸器を装着された患者の術後感染としても重要である。著者もかつてＩＣＵにいたときに術後の人工呼吸器装着患者で、ＭＲＳＡ肺炎を経験して苦い思いをした経験がある。

◎人工呼吸器関連肺炎（ＶＡＰ）

米国でもＶＡＰは病院医療の大きな課題となっている。米国では院内感染などをも含む広い意味での医療事故で毎年失われる命が10万人と推計される。この10万人の命を救おうというキャンペーン（１００Ｋキャンペーン：Ｋはキロのこと）が、医療改善研究所（IHI:Institute for Healthcare Improvement）の呼びかけで、２００４年12月から２００６年６月にかけて実施された。このキャンペーンの中でもＶＡＰ予防が取り挙げられた。

というのも先述したように、ＶＡＰ死亡率がきわめて高いからだ。１００ＫキャンペーンにＶＡＰが選ばれた理由もまさにこの死亡率の高さにある。またＶＡＰを発症すると人工呼吸器からの離脱が遅れ、ＩＣＵ

滞在期間とICU退室後の入院期間が延長する。これによって米国では約40万ドルの追加的な医療費の負担が生じていると言われている。とくに診断群別の包括支払い制（DRG／PPS）のような包括医療の進んだ米国では入院中の続発性感染症は保険償還の対象とならないので、病院経営にとってもその予防が課題だ。

さて100Kキャンペーンでは VAP予防のために人工呼吸器装着患者に実施されるべき予防措置のセットを「バンドル（束）」とよび実施することを勧めている。この人工呼吸器バンドルは、4つの予防措置要素を含む。そしてこのすべてが人工呼吸器装着患者に実施されるとVAP発生率の劇的な減少をもたらすという。この人工呼吸バンドルの4つの主要な予防措置要素は以下である。①ベッドの頭部を30〜45度「ギャッジアップ」する、②毎日「鎮静休止（セデーション・バケーション）」を行い毎日、気管内チューブを抜管できるかを評価する、③消化性潰瘍予防、④深部静脈血栓症（DVT）予防（禁忌でない場合）。そして米国ではこれらのVAP予防を行う多職種からなる呼吸ケアチームが病院では一般的になっている。

◎VAPチーム

我が国でもこうしたVAPの発生を予防するための呼吸器ケアチームの取り組みが、今回の診療報酬点数加算によりようやく始まろうとしている。ここでは一例として昭和大学（東京都品川区879床）のVAPチームの取組を紹介しよう。昭和大学では感染管理認定看護師や重症集中ケア認定看護師、救急看護認定看護師の5人が人工呼吸器の合併症の低減をめざしてVAPチームを形成して、VAP発生率の低減をめざして院内の人工呼吸器装着患者のラウンドを行っている。

このラウンドの様子を見ていこう。VAPチームは普段は別々の部署で働いているが、週一回集まって、院内すべての人工呼吸器装着患者のもとをラウンドする。まずラウンドの前にミーティングを行う。ミーティングでは、人工呼吸器を装着している入院患者を確認して、前回のラウンドでの問題点や対応策を話し合う。また呼吸器管理に関する新たな文献やエビデンスについての情報交換も行う。そして時には医師にも参加してもらい、対応策を検討する。

こうしたミーティングの後に、病棟ラウンドを行う。ラウンドでは病院内の人工呼吸器装着患者すべてを訪問する。昭和大学では常時10名ほどの人工呼吸器装着患者がいるという。メンバーは病棟を人工呼吸器のラウンドチェックリストを片手に訪問し、人工呼吸器を装着している患者の様子を確認しながら、人工呼吸器の回路の設置状況や加温加湿器の温度設定などを確認する。一方で病棟の看護師に痰の吸引方法や口腔ケアの実施状況などもヒヤリングしながら、人工呼吸器ケアが適切に行われているかどうかもチェックする。ラウンドの途中から歯科医師や歯科衛生士もチームに合流して口腔ケアのチェックもする。

今後は、ＶＡＰチームには歯科医師だけでなく、医師や理学療法士（ＰＴ）、臨床工学技師（ＭＥ）などにも巡回に参加してもらえるよう働きかける方針だという。

今回の呼吸器ケアチーム加算はこのような多職種の取り組みを支援するために設定された。多職種により構成された呼吸器ケアチームが人工呼吸器装着中の患者を一定のプロトコールをもとに週1回ラウンドを行うことを評価する。そしてその期待される効果としてはＶＡＰ発生率の減少、人工呼吸器装着期間の短縮、再挿管率の減少などを挙げている。

◎栄養サポートチーム加算

つぎに「栄養サポートチーム加算（２００点）」についてみていこう。栄養サポートチーム（Nutritional Support Team:NST）をすでに院内で運用しているところは多い。栄養サポートチームの役割は、低栄養患者のアセスメント、そして正しい栄養療法・栄養管理の選択、効果検証など多岐にわたる。栄養サポートチームの導入で、平均在院日数の短縮や合併症予防に効果を上げている病院も多い。栄養サポートチームは診断群別包括支払い（ＤＰＣ／ＰＰＳ）時代には必須のチーム活動だ。

さて今回新設された栄養サポートチーム加算は、一般病棟（特定機能病院を含む）や専門病棟のうち「7対1」か「10対1」の看護配置を敷いている病棟による算定を想定している。そして「栄養管理実施加算」の対象で、栄養障害があると判定された患者ごとに算定する。算定要件には、「対象患者に対する栄養カンファレンスと回診の実施（週1回以上）」、「栄養治療実施計画の策定とそれに基づくチーム医療の実施」、「1日当たりの算定患者数が1チームにつきおおむね30人以内」などが挙げられている。これらのほか、栄養管理に関する研修を修了した常勤医や看護師、薬剤師、管理栄養士でつくる専任チームの設置や、これらのうち1人を「専従」にすることも求めている。また歯科医師、歯科衛生士、臨床検査技師などをチーム内に配置するのが「望ましい」としている。

◎病院内栄養不良

栄養サポートチームが求められる背景について見ていこう。いま急性期病院に入院中の患者の隠れた栄養障害が問題となっている。病院の中にいながら患者が蛋白質不足やカロリー不足から起こる「蛋白・エネルギー低栄養状態（Protein Energy Malnutrition: ＰＥＭ）」に陥っていて、その結果、手術後の創傷治癒が遷延したり、褥瘡が治りにくかったり、感染が長引いたりすることがある。こうした病院の中の栄養障害は別名ホスピタル・マルニュートリション（病院内栄養不良）とも呼ばれ、病院の在院日数延長の原因のひとつにも数えられている。

実は、病院内栄養不良については、１９７０年代の米国において入院患者さんの40％から60％の人が栄養不良の状態である事が報告され、社会問題となったことがある。日本においても介護が必要な高齢者では40％以上、寝たきりの高齢者の半数以上がＰＥＭに陥っているという報告もある。このＰＥＭの患者さんは先述したように病状の回復は遅れ、肺炎等の合併症になりやすく、また死亡する危険性が高い。PEMの指標としては、簡単な指標では血清アルブミン値と体重減少率である。血清アルブミン値が3・5g／dl以下になるとPEMの中等度リスクとなる。また、体重減少率は（通常体重－現在の体重）÷通常体重×100で求めるが、この率が1ヶ月に5％以上あるいは半年間に10％以上となるとPEMの高リスクとなる。ちなみに体重減少率が5％を超えると免疫能が低下し、筋力は低下、呼吸能も低下して入院中の合併症を起こしやすくなる。

2010年現在、日本の一般病棟の平均在院日数は17・7日、多くの急性期病院ではさらに在院日数を短縮して、14日以内に短縮する努力が続けられている。在院日数短縮のためのマネジメントとしては合併症予防が一番である。こうした点から在院日数短縮や入院中の合併症予防のために、栄養障害を早期に発見し、回復させる栄養マネジメントや栄養サポートチームが注目されている。

◎栄養サポートチームの歴史

栄養サポートチームの歴史を見ていこう。1968年、米国のダドリック（Dudrick）らによって、中心静脈栄養法（Total Parenteral Nutrition:TPN）が開発され、全米に普及した。同時期に、医師・薬剤師・看護師などの栄養管理を専門とするメディカル・スタッフが各施設で求められるようになり、栄養管理チームを構築した。これが栄養サポートチームの始まりとされる。栄養サポートチームはこの中心静脈栄養法の普及と相まって全米、ヨーロッパ諸国に広がった。欧米では栄養サポートチームは診療部門のひとつとして設立されていることが多い。栄養サポートチームは、病院内のすべての症例に対して提言・発言する権利を与えられ、中心静脈栄養法の施行にも栄養サポートチームの承認を必要とするなどの規定が設けられたりしている。欧米の病院のスタッフは、栄養サポートチームが、平均在院日数の短縮や、医療の質の向上や医療費の削減に貢献することをみな理解しているという。

日本においても、中心静脈栄養法の普及と同時に栄養サポートチームの概念は導入された。しかしその規模は数施設で、しかも単科・少数科での活動であったり、全診療科横断型でも中心静脈栄養法の管理が中心であったりして、広く病院全体の栄養マネジメントの観点からの栄養サポートチームの普及は遅れていた。

ようやく日本で今日的な意味での栄養サポートチームが普及しだしたのは、１９９８年に入ってからである。現在は藤田保健衛生大学の東口高志先生が、１９９８年6月に鈴鹿中央総合病院に、２０００年7月に尾鷲総合病院に設置した栄養サポートチームが最初とされている。その後、栄養サポートチームの活動の有用性が認識されはじめ、２００５年末には全国で約７００施設で栄養サポートチームが設立されているという。

◎栄養サポートチームの活動

栄養サポートチームの活動は、基本的には栄養ケアのマネジメントサイクルを回すことである。栄養ケア・マネジメントサイクルは栄養スクリーニング→栄養アセスメント→栄養ケア計画（栄養ケアプラン）→実施チェック→モニター→評価で、これを回転することが必要である。このマネジメントサイクルを回すために多職種からなる栄養ケアカンファレンスや栄養サポートチーム回診等を組み合わせて用いる。この一連の流れを見ていこう。

まず栄養スクリーニングでは問診・触診・視診・食事摂取量などにより栄養状態を調査していく。栄養スクリーニングには主観的包括的栄養評価法（ＳＧＡ）が臨床でよく用いられている。ＳＧＡは身体測定や検査データを含まず最近の体重や食事摂取量の変化、身体所見などから栄養状態を評価する簡便な方法であり、患者を高度障害・中度障害・正常の３段階に分ける。客観的データ栄養評価法（ＯＤＡ）が最近では使われており、両者をうまく活用することが必要である。

そしてこれらのスクリーニング結果をもとに、週一回程度、栄養サポートチームで病棟ラウンドを行い、問題となった症例の診察を行ったり、各病棟における栄養ケアカンファレンスを主催したりして、栄養ケアプランを立案し担当医にアドバイスを行う。また各病棟における栄養問題全般の指摘等も行ったり、病棟スタッフに対する教育研修等を実施したりする。最近では歯科医による口腔ケアや、摂食嚥下障害患者に対する嚥下内視鏡検査や嚥下造影検査を用いた嚥下リハの教育研修がよく行われている。

今回の栄養サポートチーム加算でもこの栄養ケアカンファレンスや栄養サポートチームによる回診を行うことを算定用件としている。しかも栄養サポートチームが扱う患者数は1日30名以内としている。

3　地域連携とチーム医療

「地域連携」と「チーム医療」が今日の医療のキーワードであることは誰もが認めているところだ。そして今や地域連携は疾病単位で行い、そして地域の中のさまざまな医療専門職のチームで取り組むことが必須である。こうした疾病単位で、多職種チームで取り組む地域連携の典型が、地域連携クリティカルパス（以下、地域連携パス）による連携と言える。

さて、われわれはこうしたチームで取り組む地域連携の対象となる疾患を、「連携疾患」と呼んでいる。本章ではさまざまな連携疾患の中でも、最近とくに急増する慢性腎臓病（ＣＫＤ）を取り上げて、その地域連携について見ていこう。

◎疾病別連携

最近の地域連携のトレンドは疾病別連携である。２０１０年の診療報酬改定でもわかるように、最近は「疾患別連携」に対する評価が加速している。こうした疾病別連携へのシフトは、２００６年の第５次医療法改正による地域医療計画の大幅な見直しからスタートしたと言ってよい。この地域医療計画の見直しでは、従来の１次〜３次医療という、大づかみな地域連携モデルから、いわゆる「4疾病（がん、脳卒中、急性心筋梗塞、糖尿病）」と「5事業（救急、災害、へき地、周産期、小児）」ごとに、地域連携ネットワークを構築することへと大きく地域連携のスタイルが変わった。

こうした疾病別連携は診療報酬でも後押しされた。具体的には２００６年改定で大腿骨頸部骨折の地域連携パスが新設された。そして２００８年改定では、その対象疾患が脳卒中にも拡大され、さらに２０１０年改定でがん、肝炎、認知症などに拡張された。さて、このように疾病別連携のトレンドは今後とも拡大していくだろう。

◎連携疾患とは？

連携疾患とは病院の専門医と診療所の医師をはじめとして、地域の医療チームによる連携が必要な疾病とも言える。上述した診療報酬で評価されている地域連携パス疾患以外にも、地域連携が必要な疾病は数多い。先述したが、たとえば慢性腎臓病（ＣＫＤ）などが代表例である。ＣＫＤは糖尿病患者の増加に伴って患者数が急増している。潜在的な患者も含めればなんと全国で罹患者数は６００万人も及ぶと言われている。この患者数の急増に専門医の数がまず追いつかない。専門医は腎臓内科医や透析医を合わせてもたかだか６０００人あまり、このままだと専門医１人で常時１０００人の患者を診ることになってしまう。これは物理的に無理だ。このため病院の専門医と診療所医師による連携や、地域の看護師、薬剤師、栄養士などの多職種チームによる連携が求められている。

さてＣＫＤとは、糖尿病性腎症、ＩｇＡ腎症、腎硬化症など原疾患にかかわらず、たんぱく尿が出ているか、または中等度以上の腎機能低下（ＧＦＲが60以下）のいずれかが３ケ月以上持続することを言う。診療所においてもＧＦＲは年齢と血清クレアチニン値から簡単に求めることができるので、初期診断や病期の評価が可能となった。そしてなによりＣＫＤは診療ガイドラインも明確なので、まさに病院の専門医と診療所の医師が共通の診療ガイドラインで情報を共有しながら患者を診てゆくのに適した疾患と言える。そしてさらにＣＫＤの治療プロセスには看護師、栄養士、保健師などの医療専門職の介入がぜひとも必要な疾患だ。

ＣＫＤのほかにも連携疾患は数多い。例えば慢性閉塞性肺疾患（ＣＯＰＤ）も連携疾患といえる。ＣＯＰＤはタバコによる肺の生活習慣病として、人口の高齢化と共にその患者数が急増している。それに対して呼吸器内科の専門医の数が限られている。このため病院の専門医と診療所の医師が協働することが必要である。ＣＯＰＤは診療所でも、簡易スパイロメーターを使った呼吸機能検査による評価と、治療ガイドラインを病院専門医と共有して、診療にあたることができる。またＣＯＰＤには禁煙指導や、栄養指導、呼吸器リハビリなどが必要なので、看護師、栄養士、呼吸療法のセラピストが介入することが必要だ。また同じ呼吸器疾患で言えば、成人喘息も連携が必要な疾患だ。成人喘息では、今でも毎年２０００人以上が亡くなっている。この死亡率も病院の専門医と診療所の医師の発作時の連携と、診療ガイドラインに沿って、低容量ステロイド吸入薬による日常的な管理を行えば、患者死亡率を減少させることができると言われている。

また循環器疾患でいえば、心房細動や慢性心不全も地域連携による対応が求められる疾病だ。心房細動による脳梗塞はプロトロンビン時間（ＰＴ－ＩＮＲ）とワーファリンで管理でき、また慢性心不全はＢＮＰ（Ｂ型ナトリウム利尿ペプチド）という心房にかかる負荷のマーカーによって日常的に診療所でもモニターもできるようになった。こうした技術進歩によって、今日では診療所の医師も病院の専門医と連携しながら管理できる慢性疾患が多くなっている。

上記に挙げた連携疾患による地域連携が必要な理由をまとめると以下のようだ。ひとつ目の理由はまずこれらの疾患は、患者数の伸びが著しい慢性疾患であることだ。このため専門医の外来だけではとても診きれない。このため病院と診療所の連携が必要である。2つ目の理由は、これらの疾患の診療ガイドラインが整備されていて、標準的な診断法や治療方法が確立している点だ。これは言い換えると「地域連携パスができる疾患」ともいえる。というのも地域連携パスとは、「疾病別に診断、治療、リハビリまでを診療ガイドラインに沿って作成する一連の地域診療計画」のことだからだ。つぎに3つ目は、とくに診断技術や薬物治療技術の進歩によって、診療所でも容易にこれらの疾病の診断や治療が行えるようになったことが大きい。こうした技術進歩も病院と診療所の連携の後押しをしていると言える。そして4つ目はつぎに述べるように看護師、薬剤師、栄養士、リハビリスタッフなど多職種チームによる介入が必要であることが挙げられる。

◎地域連携とチーム医療

つぎに「チーム医療」について見ていこう。今や病院内ではチーム医療が欠かせないことは明白だ。今回の診療報酬改定でも「病院勤務医の負担軽減」が大きな課題となった。勤務医の負担軽減のために、院内の各種の医療チームに大幅な加算をつけて、医師ひとりに集中しがちな業務を医療チーム全体で、組織的に受け止めるチーム医療に対する評価が行われた。またチーム医療の普及にはもうひとつの大切な背景がある。ここ十数年で看護師、薬剤師、リハビリスタッフ、栄養士などのいわゆる医療専門職（メディカルスタッフ）の専門性が大変高まっていることだ。たとえば看護師で専門性を身につけた認定看護師の数は現在600人にも達した。こうした専門性の高い医療専門職が増えたことがチーム医療の推進のもう一つの背景となっている。そして専門性の高い医療スタッフが医療チームに参加することがチーム全体の質の向上、さらには患者アウトカムの向上にも繋がる。

同じことは地域連携についても言える。もはや医師だけで地域連携を行う時代ではない。地域にはさまざまな医療専門職が活躍している。保健センターの保健師や栄養士、病院や診療所、訪問看護ステーションの看護師、保険薬局の薬剤師、地域包括支援センターのケアマネジャーなどさまざまな医療専門職がいる。こうした医療専門職のネットワークが地域におけるチーム医療を支えている。この現状をＣＫＤの地域連携について見てみよう。

ＣＫＤ患者は先述したように推計６００万人とも言われていて、成人の有病率の約６％を占めると考えられている。またＣＫＤから慢性腎不全に発展し透析を受ける患者数も増えていておよそ28万人にも達している。またＣＫＤの病期が進行するに従い心筋梗塞、脳卒中、心不全などの心血管系の重大合併症が増えることも知られている。こうしたＣＫＤに立ち向かう腎臓病専門医や透析専門医の数は合わせて６０００人程度だ。先述したようにとてもこの数の専門医だけでは増え続ける患者数に太刀打ちできない。

こうした中、ＣＫＤへの地域の医療チームによる取り組みが全国で始まっている。まず診療所のかかりつけ医へのＣＫＤガイドラインの普及や、かかりつけ医と専門医の診療連携を行うためのＣＫＤ地域連携パスの開発などが行われている。こうしたＣＫＤ地域連携には地域の医療専門職のチーム医療が欠かせない。まず健診などで検尿やＧＦＲ異常が発見されたときは保健指導にあたる保健師がかかりつけ医への受診勧奨を行う。そしてかかりつけ医と病院専門医の間で地域連携パスを共有した診療連携を行う。この過程で、管理栄養士による食事指導や、保険薬局の薬剤師による服薬アドヒアランスの向上を図るための服薬指導など医療専門職の介入が欠かせない。

さらにこれからはＣＫＤ地域連携の評価も大事だ。チームで取り組む地域連携の成果指標（アウトカム指標）を社会に向かって示すことが大事だ。ＣＫＤの場合、成果指標としてはまず年齢調整後の人口当たり透析導入患者数が挙げられる。人工透析の年間医療費は約５５０万円、ベンツ一台分だ。この透析患者は現在

27万人、そして毎年1万人以上も増加している。こうした透析導入は、CKDの地域の医療チームが連携協力して、CKDガイドラインを徹底することで減らすことができる。透析導入患者が減ることはほころびが目立っている国民皆保険を守るためにも必要なことだ。小さな市町村国保では1人の透析患者が増えるたびに財政ピンチになる。そしてなにより透析導入の防止はまたCKD患者のQOL向上の視点からも欠かせないことは言うまでもない。

◎北野病院のCKD地域連携パス

ここからはCKDの地域連携パスの事例について見ていこう。地域連携パスこそ、チームで取り組み医療連携に他ならない。ここでは大阪市北区にある財団法人田附興風会医学研究所北野病院（707床）のCKD地域連携パスの取り組みを紹介していこう。

北野病院では腎臓内科部長武曾恵理先生を中心に、医療連携コーディネーターの看護師重田由美さんたちがCKD地域連携パスの作成にあたった。作成にあたってはまず日本腎臓学会の「CKD診療ガイド」の慢性腎臓病の病期ステージごとに作成することとした。慢性腎臓病の病期ステージは、表5－1のようにGFR（糸球体濾過量）によって5段階に分類されている。このそれぞれのステージに応じて治療が行われる。ステージ1～2の段階では、診断や治療方針は専門医が決めるものの、かかりつけ医が治療して進行を防止し、尿蛋白や血尿等、症状の悪化が見られた場合には、専門医に紹介するのを基本とした。GFRが60未満というステージ3以上の段階になると、腎不全の予備軍としての対処が必要となる。

武曾先生を中心とする同院の腎臓専門医チームは、この診療ガイドラインを基に北野病院とかかりつけ医の役割分担を定め、これを地域連携パスに落とし込んだ。地域連携パスはシートⅠ、シートⅡ、シートⅢの3部構成になっている。まずシートⅠは患者基本情報で、CKDのステージ分類、原疾患、合併症や食事指

【表5-1】CKDのステージ分類

CKDのステージ分類		
病期ステージ	重症度の説明	進行度による分類 GFR（mL/min/1.73㎡）
	ハイリスク群	≧90（CKDのリスクファクターを有する状態で）
1	腎障害は存在するが、GFRは正常または亢進	≧90
2	腎障害が存在し、GFR軽度低下	60～89
3	GFR中等度低下	30～59
4	GFR高度低下	15～29
5	腎不全	＜15
透析患者（血液透析、腹膜透析）の場合にはD、移植患者の場合はTをつける。		

日本腎臓学会編,CKD診療ガイド2007

導内容等が記載されている。

シートⅡには、北野病院、かかりつけ医、それぞれの診察時の検査項目やチェックポイントが記載されている。かかりつけ医の欄には、どんな変化に注意すべきかというバリアンス項目が書かれている。そしてバリアンス発生時の具体的な対応方法として「北野病院受診予約を取ってください」「救急受診が必要です。地域医療サービスセンターにお電話ください」などと明記されている。また、同院受診時に、該当するバリアンスや検査値等がすぐにわかるように、これらの情報は別のシートに記入し、持参してもらうこととした。

シートⅢは北野病院の受診スケジュールがかかれている。北野病院の受診は最初の3ヵ月目と6ヵ月目、6ヵ月を超えた以降は半年毎という設定とした。また、患者さんは体重や血圧を自宅で毎日測定するほか、「貧血のような症状」や「最近むくみがひどい」などの変化を早めに感知し、かかりつけ医に伝えるという患者自らが自己管理を担うこととした。こうした受診スケジュールや、患者の自己チェックシートが付けられている。

◎地域連携パスのアウトカム評価

このようなＣＫＤの地域連携パスの概要がまとまると、近隣のかかりつけ医との地域連携パスの実用性の検討を行った。武曾先生をはじめとする腎臓専門医がＣＫＤの概念をかかりつけ医に説明したあと、地域医療サービスセンターの看護師、重田由美氏が地域連携パスを紹介する。「こういう方法、こういう仕様で診療できそうか」を問い、意見を聞くというのが主な内容だったという。参加人数は10人以内の少人数とし、テーブルを囲んで互いの顔を見ながら討議できるように配慮したという。２００８年9月頃から市北部で数回実施し、項目を追加・修正しては、別の地区で開くことを繰り返したという。

こうしたかかりつけ医とＣＫＤ地域連携の推進に従事してきた重田氏は、「以前から顔見知りの登録医の先生なので、気兼ねなく、率直なご意見をお聞きできました。連携の強化には、こういう地道な活動が不可欠なのだと思います」と言う。

さらに、北野病院のＣＫＤ地域連携パスでは、アウトカムによる評価手法を考えていくことも目標としている。「医療政策上、病診連携は必要とされていますが、推進した結果、患者さんの状態が悪化したり、再入院が必要なケースが増えたりするのなら、連携が成立しているとは言えないはず。地域連携パスは、病院の役割をかかりつけ医と分担するための情報共有だけを目的とするのではなくて、医療の質、アウトカムを上げるためのものでなくてはならないと思います。そのために何が必要なのかを追求しました」と重田さんは述べている。こうした観点から北野病院のＣＫＤ地域連携パスはアウトカム評価も視野に入れた取り組みをしていくという。

こうした地域におけるＣＫＤの地域連携パスの活動に期待したいものだ。

〈参考文献〉腎疾患対策検討会報告書「今後の腎疾患対策のあり方について」平成20年3月
武藤正樹ら「一歩進んだ医療連携実践Q＆A」じほう平成21年

4　医師事務作業補助者

2010年診療報酬改定の重点課題は2つ、「救急、産科、小児、外科等の医療の再建」と「病院勤務医の負担の軽減」であった。

最近の病院医療の崩壊の原因のひとつに、多忙さを理由に働き盛りの勤務医が、どんどん辞めて開業するケースが多くなっていることが挙げられる。とにかく日本勤務医は多忙である。日本の勤務医の平均労働時間は週70時間で、実診療時間だけでもおよそ週40時間である。すでにこれだけで法定労働時間に達している。しかし日本の勤務医はその労働時間は長いわりに生産性は極めて低い。経済協力開発機構（ＯＥＣＤ）の統計では、医師の労働生産性を医師1人あたりの年間退院患者数で見ているが、日本は欧米先進国と比べて生産性が低い。その原因としては、日本は先進各国に比べて勤務医の「外来の負担が大きい」、「医師の労働が未分化で、他職種ができる仕事をしている」、「他職種（看護職その他）の病床当たりの人数が少ない」の3点が挙げられる。

とくに医師の労働が分業化されておらず、他職種でも行える仕事を医師が行っている現状に問題がある。このことについて今回の診療報酬改定で、勤務医の負担軽減策として医師事務作業補助体制加算が強化される。実は同じことは看護師にも言える。本来、看護師でなくても実施可能な業務や、あるいは他職種で行ったほうが適切な業務を、現状では止むを得ず看護師が行っている例は多い。

こうした医師や看護師の業務見直しは、実は先進各国の共通の課題でもある。この課題は、「スキルミックス（Skill-Mix：多職種協働）」と呼ばれ先進各国で注目されている。

「スキルミックス」とは１９９０年代に医師不足、看護師不足に悩んだＯＥＣＤ諸国で、その養成に時間とコストがかかるこれら職種（ハイ・コストワーカー）の在り方や機能が議論された結果、生まれた概念である。スキルミクスの概念は、もともとは看護職における職種混合を意味していた。看護職には正看護師、准看護師、看護助手というように、資格と能力や経験年数の異なるスタッフを病棟で混合配置することが一般的で、こうした職種の混合の在り方を示す概念がスキルミクス概念であった。しかし最近では、その概念が拡張されて、ひろく多職種のチーム内部における職種混合や協働の在り方、職種間の権限委譲・代替、新たな職能の新設などを示す概念となっている。スキルミクスとチーム医療の違いは、チーム医療は多職種間の役割分担と連携を指すが、スキルミクスの場合には、さらに一歩進んで医療チーム内における権限と責任の委譲や、新たな職種の創設を含む点にある。

◎医師事務作業補助体制加算

前述したように２０１０年診療報酬改定で「医師事務作業補助体制加算」が強化された。同加算は、２００８年度の報酬改定で、勤務医の負担軽減を図る狙いで新設されたが、中医協の診療報酬改定結果検証部会が行った調査で一定の効果を上げていることがわかり、更なる強化を図ることになったものだ。具体的には同加算に「15対1補助体制加算」（８１０点）と「20対1補助体制加算」（６１０点）の２区分が新設された。これにより同加算の区分は、現行の４区分から６区分となる。さらに現行の点数が最高の「25対1補助体制加算」も、３５５点から４９０点に引き上げられる。このほか、「50対1」が１８５点から２５５点、「75対1」が１３０点から１８０点、「１００対1」が１０５点から１３８点と大幅引き上げがなされた。

ただし新設された「15対1」と「20対1」は、三次救急病院や小児救急医療拠点病院のほか、緊急入院患者が年800人以上の病院による算定を想定している。また現行の25対1では、緊急入院患者が年200人以上の病院などの従来の対象に加えて、「全身麻酔による手術件数が年800件以上」が追加される。ここでは、この医師事務作業補助体制加算について見ていこう。

◎医師事務作業補助

社会保障審議会医療保険部会の2008年診療報酬改定の結果検証に係る特別調査の施設アンケート調査よると、1年前と比べて医師の勤務状況が「改善した」と答えたのは回答した医師のうちの5・3％にすぎない。「やや改善した」11・5％を合わせても17％足らずで、圧倒的に多いのは「変わらない」（41・3％）であり、むしろ「悪化した」、「どちらかというと悪化した」を合わせると40％以上にものぼった。このようにまだまだ勤務医の勤務状況は、改善にはほど遠い。しかし特別調査結果から明るい兆しも見えてきた。アンケートでは医師に業務分担の進捗状況を一昨年と比較して聞いているが、これによると「診断書、診療録、処方せんの記録の補助」、「（介護保険の）主治医意見書の記載の補助」、「診察や検査等の予約オーダー入力や電子カルテの入力代行」、「静脈注射、留置針によるルート確保」の順で、業務分担が一昨年より進んで、負担軽減がされたと感じる医師が多かったことがわかった。

この医師事務作業補助者の現状に関するシンポジウムが2010年明けから都内で相次いで行われていて、この分野の関心の高まりをうかがわせる。これらのシンポジウムの一つをご紹介しよう。

年明け早々の1月8日には、東京保健医療大学（東京都品川）で、「医師事務作業補助者による病院運営改革」が開催された。このシンポジウムで岡山中央病院外科部長の蓮岡英明氏は、医師事務作業補助者の導入について、近年急速に増えた診療関連の書類作成の負荷が軽減されたことを報告した。蓮岡氏は講演の中で大腸がんの手術で2週間入院した患者について医師の業務時間を概算したところ、書類記載など医師事務作業補助者に頼める仕事がかなりの量があったことなどを挙げ、「医師事務作業補助者にペーパーワークを任せることで、医師は本来の診療と、診療の質確保、患者満足の向上に特化した仕事に専念できる」と話した。同シンポジウムで発表した蓮岡氏によると、「大腸癌手術２週間入院で７００分（11時間）のうち医師事務作業補助者に頼める仕事は２４８分（４時間）、36％もある！」とのことだった。

また、筑波メディカルセンター病院事務部長の中山和則氏は、医師事務作業補助者の体制加算が現行では十分でないので、次期改定での引き上げが必要とした。４８９床で平均在院日数が12・５日の同院は、入院医療の充実に向けて２０００年から医療事務作業補助者を導入、現在24人まで増強した。ただ人件費は診療報酬では賄えないのが実情で、「雇用促進の意味を含めるならさらなる診療報酬の評価が必要」とした。公立福生病院看護部長の小口明美氏は、特に外来で医師の業務負担が軽減されたと報告。外来の人件費比率の適正化が同院の経営課題になっており、医師だけではなく、看護師についても業務の一部を医師事務作業補助者に移譲することで人件費負担の軽減が図れると話した。このように外来業務負担の軽減における医師事務作業補助者への期待が高い。

シンポジウムでは、東京医療保健大助教の瀬戸僚馬氏が09年度に行った「医師事務作業補助体制加算」を届け出ている都内の病院の外来調査結果を紹介した。それによると、外来での「処置伝票の記載・入力」は「医師」の97・０%だったほか、「看護師」の48・５%、「事務職員」の21・２%で、看護師による記載や代行入力も多かった。処置伝票以外にも検査伝票の記載や、次回診療の予約なども看護師の代行が多く、これらの業務について「医師事務作業補助者に委譲すべき」としている。

こうした点から医師事務作業補助者の導入が医師の生産性向上に貢献することが期待される。ただ課題も多い。医師事務作業補助者の業務範囲としては、現状では診断書などの文書作成補助、診療記録への代行入力、医療の質の向上に資する事務作業（診療に関するデータ整理、院内がん登録等の統計・調査、医師の教育や臨床研修のカンファレンスのための準備作業等）並びに行政上の業務（救急医療情報システムへの入力、感染症のサーベイランス事業等）への対応と職務が規定されていて、診療報酬の請求事務、窓口・受付業務等や看護業務の補助等は行わないことになっている。

ただカルテの作成補助などの専門知識を習得するには、現在規定されている32時間の研修だけでは不十分であり、といって処置伝票の記載・入力は「請求事務」に当たるとして認められないとなると、その活用が難しい。このため32時間の養成コースの拡大強化と、一方での医師事務作業補助者の業務要件の緩和が必要だろう。

さらにまた現在、さまざまな病院団体やＮＰＯ、民間人材派遣企業等で医師事務作業補助者の養成と資格認定が始まっていて、すでにその技能や資格認定のばらつきを指摘する声もではじめている。

とくに医師事務作業補助者の業務はカルテ記載などの高度な知識・技能から比較的初歩的事務作業まで多様である。こうした知識・技能に応じた業界内の標準カリキュラムや資格認定の在り方も考える必要があるだろう。

◎看護スキルミクス

看護スキルミクスについても、２０１０年の診療報酬改定へ向けて、各医療団体からさまざまなスキルミクス提案がなされてきた。たとえば日本病院団体協議会では看護スキルミクスとして、「7対１」、「10対1」での看護補助加算の新設要望が提出された。この看護スキルミクス案については、２００９年11月の中医協で議論が行われている。このとき厚労省の示した資料では、現状では「7対1」、「10対１」の看護補助加算が算定されない病棟においても、すでに6～10人程度の看護補助者を配置している病院が多いことが明らかになった。同時に厚労省は看護補助者が行う業務の実態も調査した。それによると7割以上の病院の看護補助者が行っている業務は、給食の配膳、下膳、環境整備、リネン交換、患者搬送、入浴介助、清潔介助、排泄ケア、中央滅菌材料室の補助作業などであった。その他看護職以外が行っている業務は「環境整備、ＭＥ機器の点検・整備、中央滅菌材料室」の補助であった。

さてこのような経緯から２０１０年の診療報酬改定で、急性期病棟における看護補助加算が新設されることになった。新設されたのは「急性期看護補助体制加算」で、一般病棟（特定機能病院を含む）や専門病棟のうち、「7対1」か「10対1」の看護配置を敷いている病棟が対象となっている。同加算では看護補助者の配置数が「50対1以上」の場合の「加算1」と、「75対1」の「加算2」を設定し、共に14日を限度に算定できる。特定の勤務帯の時間の配置を手厚くするなど、看護補助者の傾斜配置を認めている。ただし施設基準として、緊急入院患者数が年２００人以上の病院か、総合周産期母子医療センター、「重症度・看護必要度」の基準を満たす患者が、「7対1」の場合は15％以上、「10対1」の場合は10％以上、急性期看護の適切な看護補助に関する看護補助者向けの院内研修会を開いている、などの基準を設けている。

２０１０年診療報酬改定の中で、医師事務作業補助者、看護補助者などのスキルミクスなどのチーム医療について見てきた。現在、さらに一歩進んで、新たな職能である日本版ナースプラクティショナーの議論が行われている。日本版ナースプラクティショナーは「特定看護師（仮称）」とよばれ、将来的には他の先進諸国と同様に、限定的ではあるが処方権や検査オーダー権を有する新看護職種となる可能性がある。こうした流れのなかでスキルミクス課題やチーム医療課題を見ていきたいものだ。

〈参考文献〉中央社会保険医療協議会資料平成22年1月15日、1月13日、1月29日、2月3日、2月5日、2月12日

第6章

広がるナースの役割

1　ナースプラクティショナー

医師不足や勤務医の過重労働が社会問題となる中、看護師の役割を拡大しようという動きが広がっている。日本でもその養成が始まったナースプラクティショナー（Nurse Practitioner（以下、ＮＰ）について見ていこう。ＮＰは日本語訳では診療看護師と呼ばれている。

◎「看護の質の向上と確保に関する検討会」報告より

「看護の質の向上と確保に関する検討会」の第３回（２００８年12月開催）で、委員の一人の坂本すが氏（委員会当時、東京医療保健大学看護学科長）が、看護師のさまざまな現場での活躍ぶりを報告した。報告では、

①公立病院の救急外来
②国立大学法人の特定機能病院のがん化学療法外来
③学校法人立病院の緩和ケア
④企業立病院のＩＣＵ
⑤社会保険関連団体の病院の糖尿病外来

の例が挙げられた。

①の救急外来については、院内教育を受けた看護師が救急患者トリアージや、薬剤投与の予測、検査オーダー必要性の予測、気管内挿管後の人工呼吸器の設置などをガイドラインや手順に基づき行う。基本は、あらかじめ院内で決められた基準やＡＣＬＳガイドラインのような公認されたガイドラインに基づいて行うことである。

②のがん化学療法外来については、教育を受けた看護師が、医師の薬剤レジメンに基づいて、抗がん剤投与のための血管穿刺、化学療法実施中の全身管理と副作用予測、抗がん剤の血管外漏出時の応急処置などを行っている。これも院内で取り決められた抗がん剤レジメンやプロトコールに基づき役割分担を行い実施することが基本である。

③の緩和ケアについては、教育を受けた看護師が、医師の薬剤処方に基づいて、オピオイド投与時の服薬指導、疼痛増強時の臨時追加薬投与、疼痛アセスメントと投与量の評価、副作用緩和のための薬剤投与の予測などを行っている。これもＷＨＯ方式によるがん疼痛治療ガイドライン等の公認されたガイドラインに基づくことが基本である。

④のＩＣＵについては、院内教育を受けた看護師が、必要な薬剤の予測、夜間に必要な薬の事前処方依頼、症状緩和のための薬剤投与の予測、人工呼吸器の設置、除細動の実施などである。これも院内プロトコールに基づく役割分担が基本となる。

⑤の糖尿病外来については、教育を受けた看護師が、インスリンの単位調整、インスリンの種類の予測、調整、デバイスの選択、患者への指導等を行う。また糖尿病外来に糖尿病専門医が不在時に、糖尿病合併症をかかえた他科の患者のコンサル依頼があったとき、他科の医師とも話し合いを行い、糖尿病治療を速やかに開始することもあるという。これも院内のプロトコールに基づいた実施が基本である。

さて坂本委員が報告したこのような活動を行う看護師のことを、米国では「ナース・プラクティショナー」と呼んでいる。日本語では適訳がないが、前述のように「診療看護師」と呼ばれている。

◎米国におけるナースプラクティショナー

米国でのＮＰの歴史は１９６５年にさかのぼる。最初、ＮＰは僻地での医療提供を目的に、コロラド大学においてその養成が始められた。その後NPは実績をかさね現在では、小児、女性の健康（ウィメンズヘルス）、高齢者、精神、急性期の5つの領域のほか、救急、家族、新生児などの領域にその活躍の舞台を広げる。

その業務範囲も、プライマリーケアと予防的なケア、急性期及び慢性期の患者の健康管理、健康教育、相談・助言など多岐に渡っており、限定された薬の処方や検査の指示を出す権限も州によっては認められている。具体的には、患者のフィジカルアセスメントでは正常所見と異常所見の判別を行う。急性期や慢性期の健康管理では、感染や外傷患者、糖尿病や高血圧患者に対し、医師とあらかじめ協議したプロトコールに基づいて、NPは診断に必要な臨床検査やレントゲン検査の指示を出し、その結果を分析し、必要な薬剤の処方や処置の指示を出す。また患者がセルフケア能力を高めるように健康教育やカウンセリングも行う。

このようにNPが、本来は医師が行う診断行為や、限定的であるとはいえ薬の処方、検査オーダーなどを行うことについては、当初、医師、薬剤師から反対の声もあがった。しかしその後、さまざまなNPの評価研究が行われ、その結果、しだいにNPの評価が定着していく。

◎ナースプラクティショナーの評価

たとえば米国では糖尿病管理についてNPと内科レジデントのパフォーマンスを比較した研究がある。この研究はミシシッピー大学医療センターのKristi Kelley博士らが行った後ろ向き研究で、以下のような結果を得ている。ミシシッピー大学医療センターでNPが運営するクリニックと内科レジデントのケアのレベルを血糖コントロールで比較したところ、NPクリニックが提供したケアのレベルは、内科レジデントが提供したケアのレベルと同等だった。一部の項目では、むしろ内科レジデントが提供したケアよりNPのほうが勝っていた。具体的には、この研究では比較検討の方法として、NPクリニックで治療を受けた糖尿病患者42例と、内科クリニックでレジデントの治療を受けた糖尿病患者87例のカルテを検討した。患者の平均年齢はＮＰ群49歳、内科レジデント群54歳。全例が最低6か月間治療を受けており、最低3回受診していた。血糖値、血圧値、脂質コントロール、アスピリン療法、眼底検査、微量アルブミン尿およびＡＣＥ阻害薬の使用など糖尿病管理と糖尿病合併症に関連する指標項目すべてについて評価を行った。治療開始前の平均ＨｂＡ１ｃ値はＮＰ群10・１％、内科レジデント群８・６％だった。そして米国糖尿病学会（ＡＤＡ）が設定した治療目標、すなわちＨｂＡ１ｃ値７％未満の達成度は、ＮＰ群で33・３％、内科レジデント群で37・９％とほぼ互角だった。ＨｂＡ１ｃの平均検査回数は順に３・９回、３・４回、眼底検査を受けた割合は33・３％、18・４％だった。このように報告では、２型糖尿病患者の管理を担うＮＰクリニックは、増え続ける糖尿病患者に質の高いケアを提供するうえで有効な手段であるようだと結論づけている。

　このほかのいくつかの研究結果をうけて１９８５年に連邦議会技術評価局によって行われた「ナース・プラクティショナー、医師アシスタント、助産看護婦の政策分析」という報告書の中で、ＮＰについては、以下のように積極的な評価がなされている。「ＮＰのケアの質は医師と同等であり、特に患者とのコミュニケーション、継続的な患者の管理は医師よりも優れている」、「過疎地住民、ナーシング・ホーム在院者、貧困者など医療を受ける機会に恵まれない人々にＮＰは有効である」。こうした世論の支持もあって現在の米国ではＮＰは看護師人口の約５％、14万人以上がこの資格を持ち、病院・診療所の外来や、ナーシング・ホーム、地方の無医地区の診療の場で活躍している。

　ちなみにこの報告書の中の医師アシスタント（ＰＡ：physician assistant）というのもＮＰと同時期、１９６５年にデューク大学でその養成がはじまった制度で、もともと米国陸海軍の衛生兵の流れをくむ職種だ。その業務もＮＰと同様に診断、検査オーダー、処方オーダーを限定的ではあるが行うことができ、外科手術の第一助手も務めることができる。著者も１９８０年代の後半にニューヨークで臨床留学したときに、外来で簡単な縫合から内視鏡検査のアシスタントを務めるＰＡと一緒に働いたが、それは重宝な存在だった。

ＮＰの米国での養成課程を見ていこう。ＮＰの養成は大学院の修士課程に組み込まれているタイプと独自の養成校で行うタイプと2種類がある。一般的には9ヶ月のコースで、入学条件は、高卒以上で登録看護師（RN :Registered Nurse）であり、病院や診療所で働いた実務経験が数年あることが必要だ。カリキュラムは初めの４ヶ月は学校内で講義と実習、とくに診断のための診察技術の訓練をしっかり行い、後半５ヶ月病院や保健センターでの実習を行う。

2　わが国におけるナースプラクティショナー養成

日本でもいよいよこのＮＰの養成コースが大学院レベルでスタートした。２００８年4月より大分県立看護大学大学院ではＮＰ養成を修士課程で開始した。同大の学生は全員、病院や訪問看護の現場などで働く現役の看護師で、週4日、日中の勤務を終えてから午後9時過ぎまで、診断学や臨床薬理学といった通常の看護教育にはない分野について学んでいる。従来の看護学にない分野を扱うため、同大学の看護系の教員に加え、県内の勤務医や開業医ら約15人が協力して教育にあたっている。今年からは関連病院の外来での実習も予定されているという。

そして２００９年4月からは著者の属する国際医療福祉大学大学院でも修士課程でＮＰ養成コースが始まった。同大学院でのＮＰ養成コースの目的は「自律して、または医師と協働して診断・治療等の医療行為の一部を実施することができる高度で専門的な看護実践家を養成する」ことにあり、「ＮＰの実践家としての能力獲得のために、演習・実習を重視した」カリキュラムが組まれている（表６－１）。

本コースを担当した国際医療福祉大学大学院の湯沢八江教授によれば、２００８年12月からＮＰ養成コー

【表6-1】国際医療福祉大学大学院修士課程（保健医療学専攻）「ナースプラクティショナー養成分野」

・ナースプラクティショナー養成分野 自律してまたは医師と協働して診断・治療等の医療行為の一部を実施することができる高度で専門的な看護実践家を養成する。実践家としての能力を獲得するために、演習・実習を重視した42時間のカリキュラムが組まれている。修了要件に修士論文作成は含まれない。受験資格は臨床経験5年以上となる。
・ナースプラクティショナー養成領域 本学では、疾患管理を行うことができるナースプラクティショナーおよび特定看護師を養成している。領域としては、プライマリNP(慢性期)およびクリティカル・周術期NP(急性期)の2領域で開講している。看護学についての知識は獲得していることを前提に、臨床解剖学特論、臨床病態生理学、臨床薬理学特論、臨床栄養学、フィジカルイグザミネーション、診察・診断学演習など患者の疾患管理に必要な医学教育をベースとした知識と方法について学ぶ。
・定　　員　10名（初年度）
・修業年限　2年度
・応募資格　実務経験5年以上の看護師（職場との調整可能な者）
・取得学位および認定資格　修士（保健医療学）、ＮＰ養成課程修了認定証
・お問い合わせ 国際医療福祉大学大学院青山キャンパス事務局　電話：03-6406-8622

スの募集を開始したが、定員10人のところ、既に20人を超える応募があったという。応募してきた人は、30歳代から50歳代まで様々で、将来は無医地区でNPとして働きたいという人や、NPになりたくて米国で勉強した経験のある人もいるという。

そのカリキュラム内容は、1年目は講義と演習が中心で、2年目からは医療現場での実践を中心とした実習カリキュラムで、国際医療福祉大学の関連の三田病院（東京港区）や熱海病院（静岡県熱海市）でマンツーマンで医師につき、医師の指示の下で、診療の具体的なやり方を学ぶ。具体的には生活習慣病患者の外来での生活指導、退院後のフォローアップなどを学ぶ。このため学習領域は代謝性障害と循環器障害が中心となる。また看護学についての知識は獲得していることを前提に、病態機能学、臨床薬理学、臨床栄養学、フィジカルアセスメント学、診断学演習など外来患者の疾患管理に必要な知識と方法について学ぶ。

3　スキルミクスの現状～特定行為～

さてここからは我が国におけるスキルミクスの検討の現状を見ていこう。厚生労働省の「チーム医療推進会議」（座長：永井良三・自治医科大学学長）は、2013年3月に、3年にわたる長い議論の末、看護師が行う難易度の高い診療の補助行為を「特定行為」として法に定めて、それを行うための研修制度の創設を盛り込んだ報告書をまとめた。

報告書では「特定行為」について「実践的な理解力、思考力および判断力を要し、かつ高度な専門知識および技能を持って行う必要のある行為」と定義した上で、保助看法で明確化し、具体的な特定行為については省令で定めるとしている。

この新制度が施行されれば、医師または歯科医師の包括的指示の下、特定行為の指定研修を受講した看護

【表6-2】 特定行為案

気管カニューレ交換　、経口・経鼻挿管の実施　、経口・経鼻挿管チューブの抜去 、褥瘡の血流のない壊死組織のシャープデブリードマン 、とう骨動脈ラインの確保 、PICC(末梢静脈挿入式静脈カテーテル)の挿入 、中心静脈カテーテルの抜去 、腹腔ドレーン抜去（腹腔穿刺後の抜針含む）　、胸腔ドレーン抜去 、胸腔ドレーン低圧持続吸引中の吸引圧の設定・変更　、心嚢ドレーン抜去　、創部ドレーン抜去 、「一時的ペースメーカー」の操作・管理 、「一時的ペースメーカー」の抜去 、PCPS(経皮的心肺補助装置)等補助循環の管理・操作 、幹細胞移植時の接続と滴数の調整　、胃ろう・腸ろうチューブ、胃ろうボタンの交換　、膀胱ろうカテーテルの交換、脱水の程度の判断と輸液による補正　　、投与中薬剤（降圧剤）の病態に応じた調整　　、投与中薬剤（子宮収縮抑制剤）の病態に応じた調整 、投与中薬剤（K,Cl,Na）の病態に応じた調整 、投与中薬剤（利尿剤）の病態に応じた調整 、臨時薬剤（抗けいれん剤）の投与 、臨時薬剤（抗精神病薬）の投与 、臨時薬剤（抗不安薬）の投与 、臨時薬剤（感染徴候時の薬物）の投与 、投与中薬剤（糖質輸液、電解質輸液）の病態に応じた調整 、抗がん剤等の皮膚漏出時のステロイド薬の調整・局所注射の実施

師は定められた業務手順（プロトコール）に従い、患者の病態確認も含めて難易度の高い診療の補助行為ができるようになる。そして厚労相が指定する研修機関で研修を修了した看護師は、その旨が看護師籍に登録され、登録証が交付される。一方、研修を受けない看護師による特定行為については、従来どおり医師の具体的指示の下であれば実施できるとした。特定行為について報告書でまとめられた内容案を表６－２に示した。

まさにこの特定行為が、前述したスキルミクスにおける行為の限定に他ならない。まさに２０１３年が日本におけるスキルミクスのスタート元年と言ってもよいだろう。

さて団塊の世代が後期高齢者となる２０２５年をめざして、社会保障と税一体改革の議論が社会保障制度改革国民会議の場で議論されている。２０２５年は医療・介護・年金を支える社会保障給付費は、現状１０７兆円からなんと１４０兆円まで膨れ上がる。しかし

それを支える生産年齢人口が減る。そうした中で医療・介護の機能強化と効率化の一体改革がまったなしだ。一体改革の議論の中でもスキルミクスの議論は避けては通れない。医療・介護の質を落とさずにそのコストを下げるというスキルミクスがこれからは一体改革の大きな柱となるだろう。医療・介護産業は人集約産業だ。もちろん今でも足りない医療・介護に携わる人材をさらに増やす努力は必要だ。しかし生産年齢人口が減る中で、医療と介護に無尽蔵に人材を集めることは現実にはなかなか難しい。その中にあって既存の人材と職能をフル活用するスキルミクスの議論に、期待がますます高まっている。

〈参考文献〉坂本すが：「看護の質の向上と確保に関する検討会」（座長＝田中滋・慶大大学院経営管理研究科教授）、第3回検討会資料（平成20年12月25日）厚生労働省
厚生労働省「チーム医療推進会議」（座長　永井良三・自治医科大学学長）２０１３年3月

第7章

医療費コスト削減の具体策

1　ＤＰＣ／ＰＤＰＳとコスト削減

ＤＰＣ／ＰＤＰＳ（Diagnosis Procedure Combination/Per-Diem Payment system: 急性期入院における包括支払制、以下ＤＰＣ）の拡大がめざましい。２００３年に82の特定機能病院（大学付属病院など）からはじまったＤＰＣであるが、現在、ＤＰＣ対象病院と準備病院を合わせた数が１７００病院以上となった。これは全国の約９０００病院のおよそ19％、病床数45万床は一般病床のおよそ50％を占める（図７－１）。

今回はこのＤＰＣの現状とその課題である医薬品や医療材料のコスト削減について見ていこう。

◎ＤＰＣ／ここで支払方式とベースレート

まずはじめにＤＰＣの支払い方式をおさらいしておこう。ＤＰＣは急性期病院の入院で疾病ごとに包括支払を行う方式であるが、以下のような支払方式をとっている。

ＤＰＣ償還額＝基礎償還額（ベースレート）×疾病別に定まった係数×医療機関別係数×入院日数

このＤＰＣの支払の基礎償還額（ベースレート）とはＤＰＣで算定を行っているＤＰＣ対象病院の患者１日当たり診療報酬額（包括部分）の平均点数で決められる。つまりＤＰＣ対象病院が１７００病院あれば、１７００病院の包括部分の点数の総和を１７００病院で割った数で求められる。実際にはこの平均は単純な割り算ではなくて、飛び離れ値の影響を排除するために幾何平均が用いられている。いずれにしてもベースレートはそれぞれの病院の包括部分の点数の平均像を反映している。さて、このため基礎償還点数は、２００３年ＤＰＣが特定機能病院82病院で始まった当初は、もともと高かった特定機能病院の入院点数を反映し

【図7-1】DPC対象病院・準備病院数推移

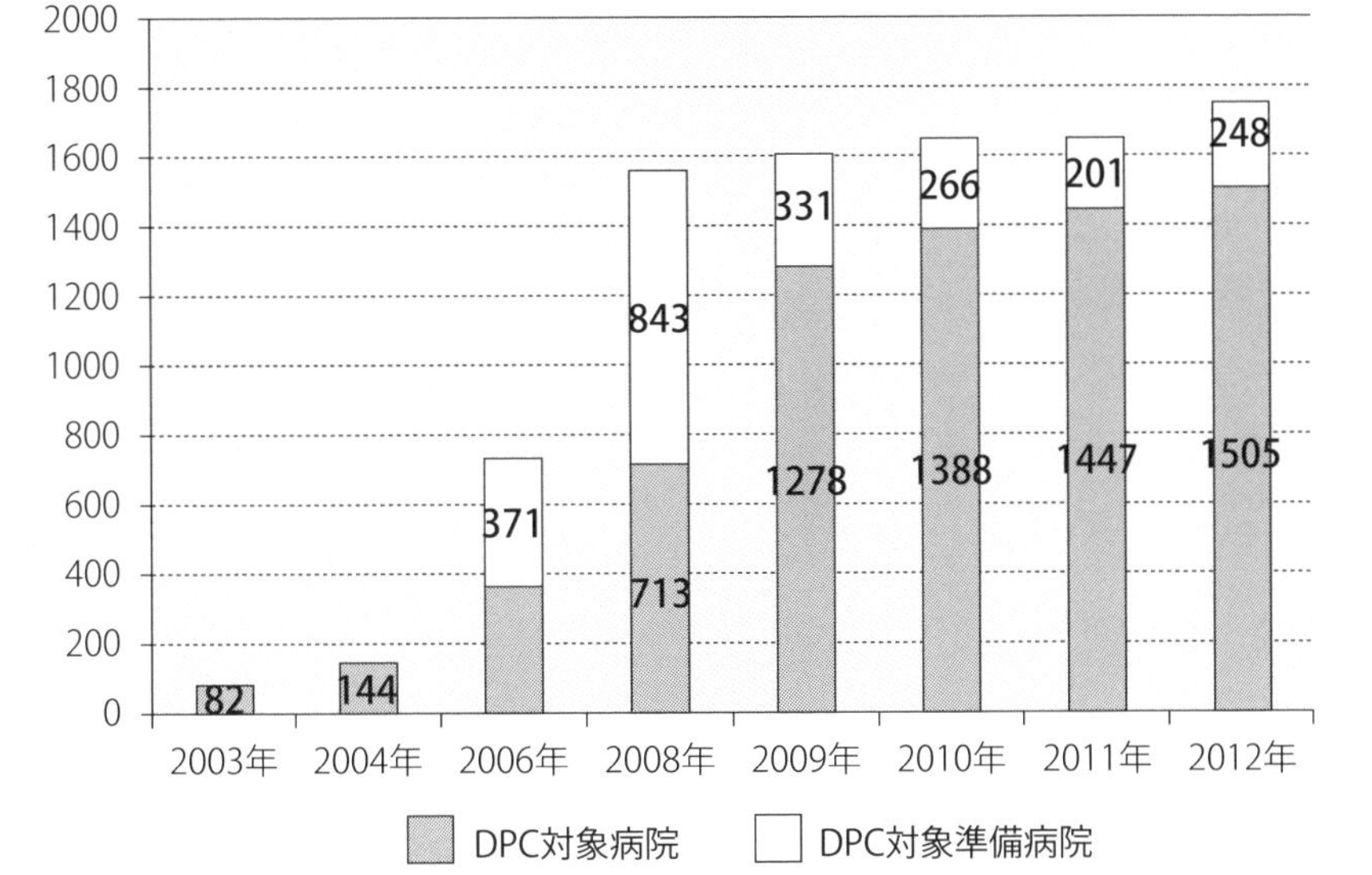

て、その点数も高かった。

　しかしその後、特定機能病院以外の一般病院のＤＰＣへの参入が著しく増えたことで、様相がだいぶ変わってきた。あとから参入した一般病院の中には資源投入量がもともと少ない病院があったり、また対象病院になってからＤＰＣに対応した経営努力によって効率化が図られ、資源投入コストの低下を図る病院がでてきた。このためこうした病院が増えるにつれ、その平均点である基礎償還点数もしだいに下がることとなった。

◎下がるベースレートと調整係数

　たとえばＤＰＣ対象病院で、画像診断や検査や化学療法を外来に出したり、入院では先発品を低薬価のジェネリック医薬品に置き換えたりしたので、改定のたびに基礎償還点数は下がる結果になる。毎回の診療報酬のたびに、およそ5～6％ぐらいずつベースレートは下がっている。図7－2はこの様子を腹腔鏡下胆嚢摘出術（ラパコレ）でみたものだが、平均在院日数の短縮とともに、償

【図7-2】胆石症、ラパコレ、副傷病名・処置なし

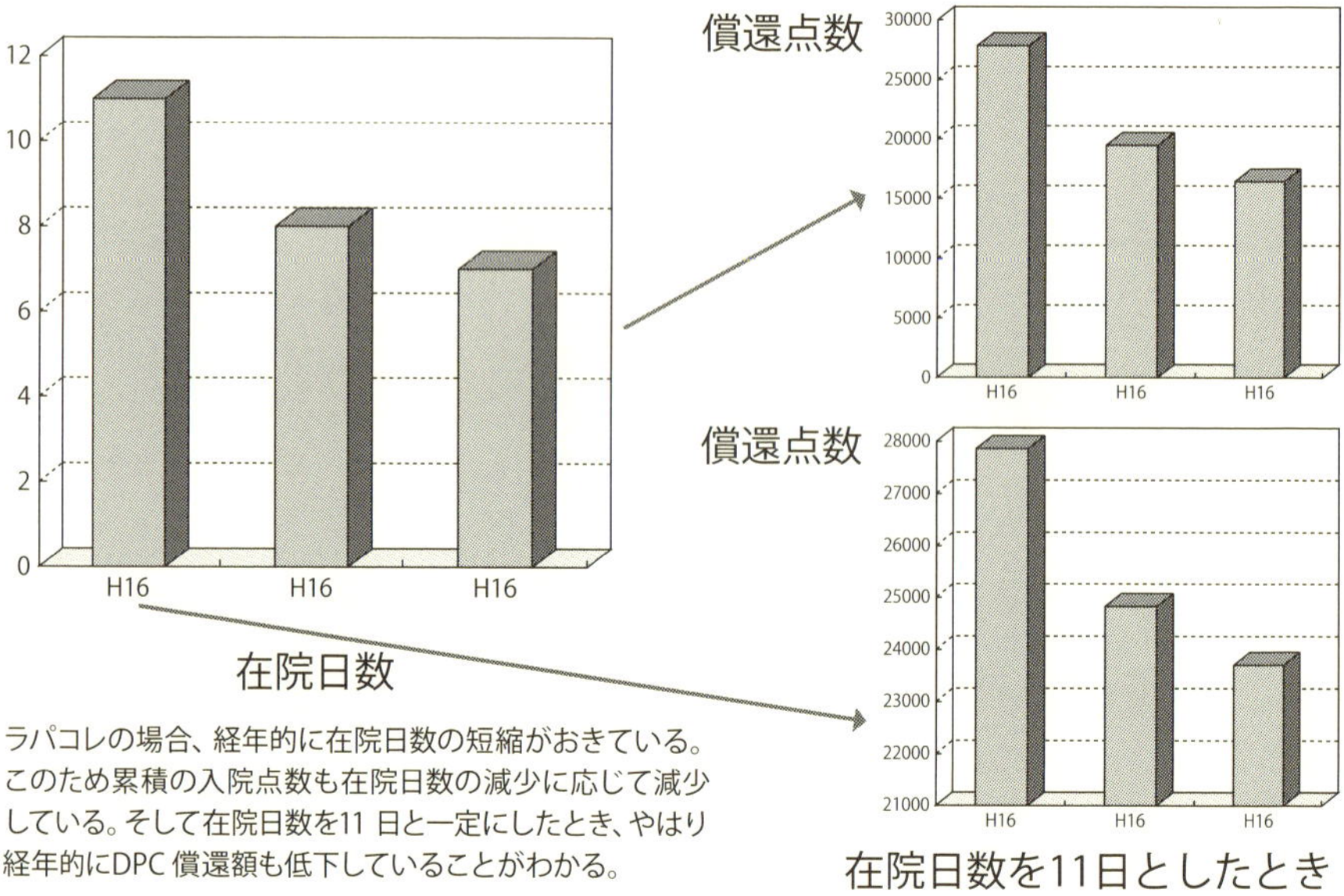

ラパコレの場合、経年的に在院日数の短縮がおきている。このため累積の入院点数も在院日数の減少に応じて減少している。そして在院日数を11 日と一定にしたとき、やはり経年的にDPC 償還額も低下していることがわかる。

還点数も下がるが、たとえば在院日数を一定にしたとしてもその償還点数は下がっている。これはベースレートが下がったからである。これは他の疾患でも同様である。

まさにＤＰＣのデフレスパイラルが始まったのだ。こうなることはＤＰＣの仕組みから、制度開始当初から当然わかっていたことだ。つまりみんながＤＰＣの制度に適応すればするほど、ＤＰＣファミリー全体の医療費が下がっていくという仕組みだ。しかし、現実にはＤＰＣで病院の収入が５〜６％ずつ落ちたという話は聞かない。というのも調整係数がまだあるからだ。この調整係数というのは、先ほどのＤＰＣ償還額の式の中で、医療機関別係数という中にある。医療機関別係数は以下の式で求められる。

医療機関別係数＝機能評価係数＋調整係数

この機能評価係数というのは、医療機関の機能を表す係数で、たとえば看護配置７対１や地域医

療支援病院を病院が取得していると高い係数がつくといいものだ。一方、調整係数は医療機関の前年度実績を担保するための調整係数と呼ばれていて、DPC制度を円滑に導入するために設けられたいわば「下駄を履かせるための係数」だ。この係数のおかげでベースレートがどんどん下がっても病院は安泰でいられる。このためベースレートが下がるのと逆比例して病院の調整係数の下駄は高く上がっている。

◎調整係数の見直し

この間の事情は2008年4月に都内で行われた国際医療福祉大学主催の医療経営セミナーで、竹田綜合病院の竹田秀理事長が行った以下のような発表から明らかだ。竹田理事長は同病院の2008年度改定のDPCシミュレーションについて発表した。発表時点ではまだシミュレーションの段階だが、なんと同年の診療報酬改定でDPCによる診療収入がマイナス6・9%になったという。これにはちょっとショックだった。もちろん調整係数によってこれは補正されるので、結果はプラスには転じるのだろうが、これで調整係数がなくなったらどうしようと考えるのは誰しも同じだろう。そしてこの肝心の調整係数がなくなるのも目前だ。同じシンポジウムで保険局の宇都宮企画官も2010年の診療報酬改定で調整係数の見直しを行うことを言明していたからだ。実際に保険局の原課長も別のところで以下のように述べている。「前年度の収入を保証する調整係数を未来永劫、残すことは国民の理解が得られない。機能係数を工夫して調整係数の比重を減らすことを考えたい。」

さて、こうしたDPC病院の基礎償還点数の下降傾向によって、いっそうの包括部分のコスト削減が求められている。これまで比較的、DPCに対しては自然体で臨んでいて、特別な対応をせずにきた病院もさすがに、ベースレートの切り下げに直面して、また2010年の調整係数見直しを目前にして、包括部分のコスト削減を迫られるようになってきた。

しかし、このようにしてＤＰＣ病院での合理化が進めば進むほど、その平均点であるベースレートは下がっていくことになる。つまりは病院は自分で自分の首を締める結果になる。しかし病院にとって当面のコスト削減を行ってＤＰＣの疾病別に定められた収入との差益をかせぐしか今のところ道はない。つまりは背に腹は変えられないといったところだろう。

◎ＤＰＣ包括部分のコスト削減

さて、つぎはＤＰＣの包括部分のコスト削減について見ていこう。ＤＰＣでは疾病別に収入一定環境になるので、コスト削減がポイントとなる。ＤＰＣにおけるコスト削減のポイントは以下である。

①検査・画像診断の外来移行
②入院におけるジェネリック医薬品の使用
③化学療法の外来移行
④持参薬管理
⑤医療材料のコスト削減
⑥処置の見直し

そしてこうした以上の見直しを他の施設とベンチマークするために、⑦ＤＰＣ分析ソフトによる検証が必要となる。

まず①の検査・画像診断の外来移行について見ていこう。

中医協・診療報酬調査専門組織・ＤＰＣ評価分科会は、ＤＰＣ導入が与えた検査・画像診断の影響調査を２００５年に行っている。この中で、検査・画像検査に関する変化では、図７－３からも明らかなように、ＤＰＣ対象病院では、臨床検査や画像検査の絞り込みと外来への移行と臨床検査の絞り込みが始まっている。

【図7-3】DPCの検査・画像検査へのインパクト（中医協ＤＰＣ評価２００５年４月）

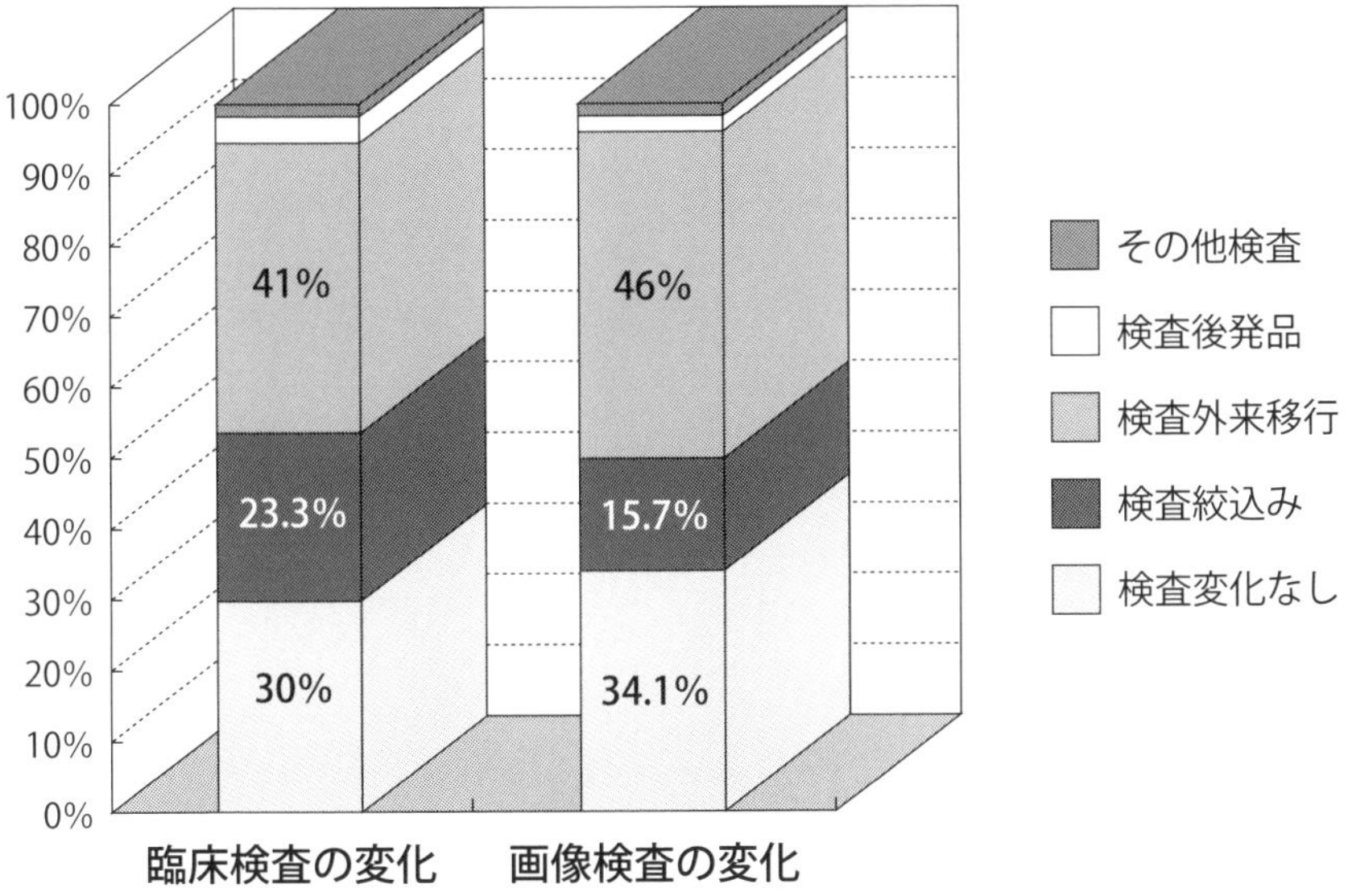

臨床検査や画像検査の外来移行は、とくに術前検査が外来に移行した影響が大きい。このため実際にＤＰＣになって術前の入院期間も短縮された。また、先の調査からは臨床検査の絞り込みの具体的な項目は不明だが、ＤＰＣ環境ではこれまでの出来高環境と異なって不必要な検査を極力控えて、最小限の臨床検査で効果をあげる検査パターンの採用が求められるようになることは間違いない。このためにも日本臨床検査医学会が提案しているように、「医療の質を下げないよう学問的立場から最小限必要な検査を選択し、ＤＰＣ分類ごとに検査パターンを標準化」していく作業が必要なのだろう。日本臨床検査医学会では、これを「診断群別臨床検査ガイドライン」としてまとめている。

◎ジェネリック医薬品

次に②入院中におけるジェネリック医薬品使用について見ていこう。

さて、ＤＰＣでは医薬品はそのほとんどが包括部分に含まれる。このため、これまでの出来高環境の中では医薬品は、薬価差によるプロフィット品目であったのに対して、DPC時代の医薬品は一転してコスト品目となり、コストカットの対象となる。

2005年の中医協のDPC評価分科会のアンケート調査からも、この間の事情は明らかである。DPC調査病院（準備病院）の診療科アンケートでは、対象群の調査協力病院ではDPC導入後も注射薬については「変化なし」との回答が94・6％であったのに対して、DPC対象病院では「変化なし」は43・3％で、「注射薬を後発品へ置き換えた」（15・2％）、「注射薬を絞り込んだ」、「注射薬を中止した」、「注射薬の処方日数を減らした」などを合わせると60％以上に達した（図7－4）。これは内服薬についても同様で、DPC対象病院では「変化なし」との回答が90・5％であったのに対して、DPC対象病院では「変化なし」は44・5％で、「内服薬を後発品に置き換えた」（10・9％）、「内服薬を絞り込んだ」、「内服薬を中止した」、「内服薬の処方日数を減らした」などを合わせるとやはり60％以上にも達していた。

このようにDPC対象病院では、たとえば特定機能病院の間でも先発品より安価なジェネリック医薬品への置き換えが進行中である。すでに東邦大、兵庫医科大、群馬大学では附属病院におけるジェネリック医薬品採用比率が品目ベースで20％を超えている。たとえば、東邦大学大森病院では60品目の注射剤をジェネリック医薬品に置き換えることで年間6000万円のコストカットになるという。また、聖マリアンナ医科大学では67品目の注射剤置き換えで年間2億円近いコストカットができたという。

ジェネリック医薬品への置き換えはまず単価の高い注射剤よりはじまる。たとえば聖マリアンナ医大の増原薬剤部長によれば、注射薬ではフサン、FOY、ゾビラックス、バンコマイシン、また内服薬では抗真菌薬、ロキソニン、タモキシフェンなどの置き換え効果が大きいという。また造影剤も単価が高いので置き換えのターゲットになっている。たとえばオムニパークは後発のオイパロミンへ、イオパミロンはイオパークに置き換える施設が多い。また周術期の予防的投与の抗菌剤や一部の抗がん剤もジェネリック医薬品への置

【図7-4】DPC病院の注射薬の変化について

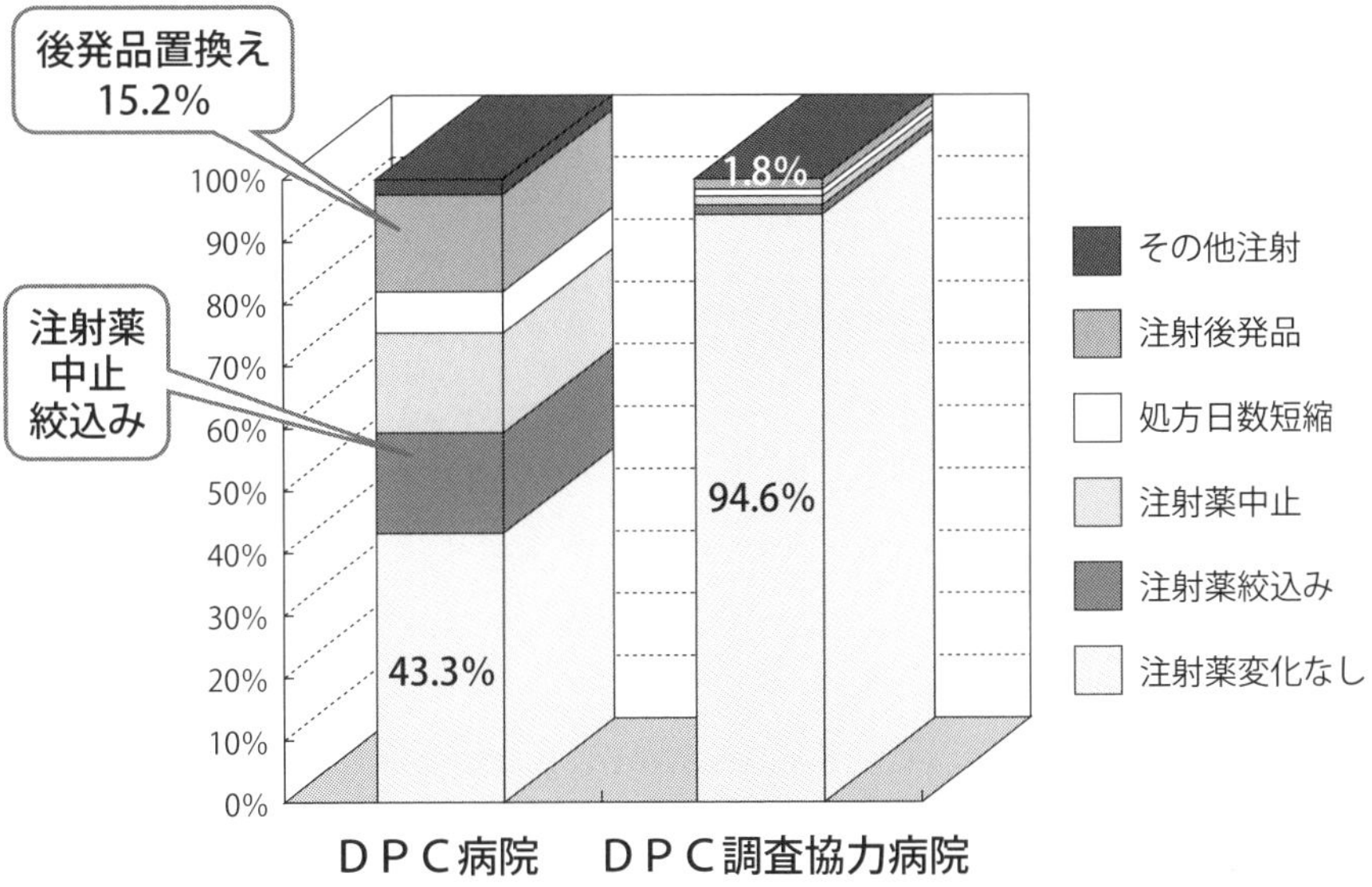

き換えが進んでいる。

筆者が勤務していた国際医療福祉大学三田病院（東京都）も国際医療福祉大学附属の他の２つの病院である熱海病院（静岡県）、大学病院（栃木県）とともに２００８年からＤＰＣに移行したが、その際に注射薬は全面的にジェネリック医薬品に置き換えを行った。たとえば三田病院では65品目の注射薬の置き換えを行った。

◎化学療法の外来移行と持参薬

③の化学療法の外来移行について見ていこう。

抗がん剤も単価が高いので、いままで入院で行っていた化学療法が外来移行することになる。ＤＰＣでは一応、化学療法の「あり」、「なし」で分類が異なっていて化学療法ありのほうが係数も高い。また一部の高額薬剤（リツキシマブやトラスツズマブなど）については別に分類を設定して、包括支払いでも病院側の持ち出しにならないように配慮はされている。まだ今回の診療報酬改訂でも、直腸大腸がん、肺がん、乳がんなどの標準的なレジュメンについては分類を新たに設定するなど、その抗がん剤を入院で使っても不利にはならない配慮はなされている。しかし、こうした分類に含まれない抗がん剤を用いる化学療法は、やはり入院から外来へ移行することになる。このためDPCでは外来化学療法が増えることになる。

④の持参薬の問題もこれからはばかにならない。持参薬とは患者が入院するときに他の病院や医院から持ち込む薬のことである。とくに問題となるのは、他院からの紹介患者で、大量の薬を入院時に他院から持ち込むことが多い高齢者の場合だ。これまでの出来高であれば、持参薬は、入院後に自院の処方として処方しなおして、院内調剤をすることが行われていた。ところがDPCとなると、持参薬を徹底的に使用することになる。

このため薬剤部で持参薬の処方リストを作ったり、病棟で持参薬を管理するなどの手間が増える。ただこうした持参薬管理で循環器病棟などでは、数百万円単位でコスト削減を達成することができるという。

◎医療材料のコスト削減

⑤の医療材料のコスト削減も大きな課題だ。

とくに包括部分に含まれる医療材料のコストを引き下げることが必要だ。医療材料のコスト削減のポイントは医薬品のコスト削減と基本的には変わらない。薬では採用品目数の上限を決めて、それへ向けて定期的に採用品目の見直しを行ったり、1つの新薬の採用時には同種同効薬を1つ減らすという「1増1減」のルールを作ったりして医薬品の採用管理を行っている。医療材料の場合も同じで、まず同種同効の医療材料の標準化を行って品目数やメーカーを絞り込んで、ボリュームディスカウントを働かせることだ。たとえば点滴セットといってもさまざまな種類とさまざまなメーカーの品目が院内には入り乱れている。それぞれに用途が異なるのだが、これを現場の要求のままに採用を行っていくと、限りなく品目や種類が増えていくことになる。

このため定期的に現場の医師、看護師をあつめてすべての品目について用途と使用頻度を洗い出して、品目絞り込みを行うことが必要だ。ある病院では精密点滴セットを見直しただけで数百万単位でコスト削減ができた例もある。そのほか留置カテーテルやドレーン類、手袋など大量に消費する医療材料の見直しが必要だ。この医療材料の見直しのポイントはとにかく医師、看護師など現場のユーザーを巻き込むことである。用度係だけで行う医療材料の値引き交渉のコストカットだけでは限界がある。医師、看護師の参加を得ることで数百万から一千万円単位のコストカットが達成できる。

◎DPC分析ソフトの活用

以上のようなDPCの包括部分のコストカットを行うにあたっては、⑦のDPC施設間でのベンチマークが必要だ。すでにDPC関連病院数が1400病院、45万床以上になると、そこから集まる様式1やEFファイルのデータベースは巨大なものとなっている。つまり疾病単位、処置単位で施設間のベンチマークができるのがDPCの最大の利点である。こうしたデータベースを利用することが大切だ。

最近ではさまざまなDPC分析ソフトを利用することができる。国際医療福祉大学三田病院ではDPC分析ソフト「ヒラソル」㈱メディカルアーキテクツ社）を用いている。ヒラソルのユーザーはすでに500病院を超えているので、多くの施設間のベンチマークができる。たとえば以下のような分析が可能だ。

DPCになると出来高と比較して減収になる疾病や処置がでてくる。これを施設間でベンチマークすることができる。図7－5はヒラソルの画面であるが、白内障の手術について施設間ベンチマークができる。図7－5の横軸は白内障手術での平均在院日数、縦軸は上方がDPCのほうが出来高より増収、下方がDPCになると出来高より減収を意味している。一つひとつの円が施設で、円の大きさが手術件数を表している。

【図7-5】DPC別病院間ベンチマーク（白内障手術）

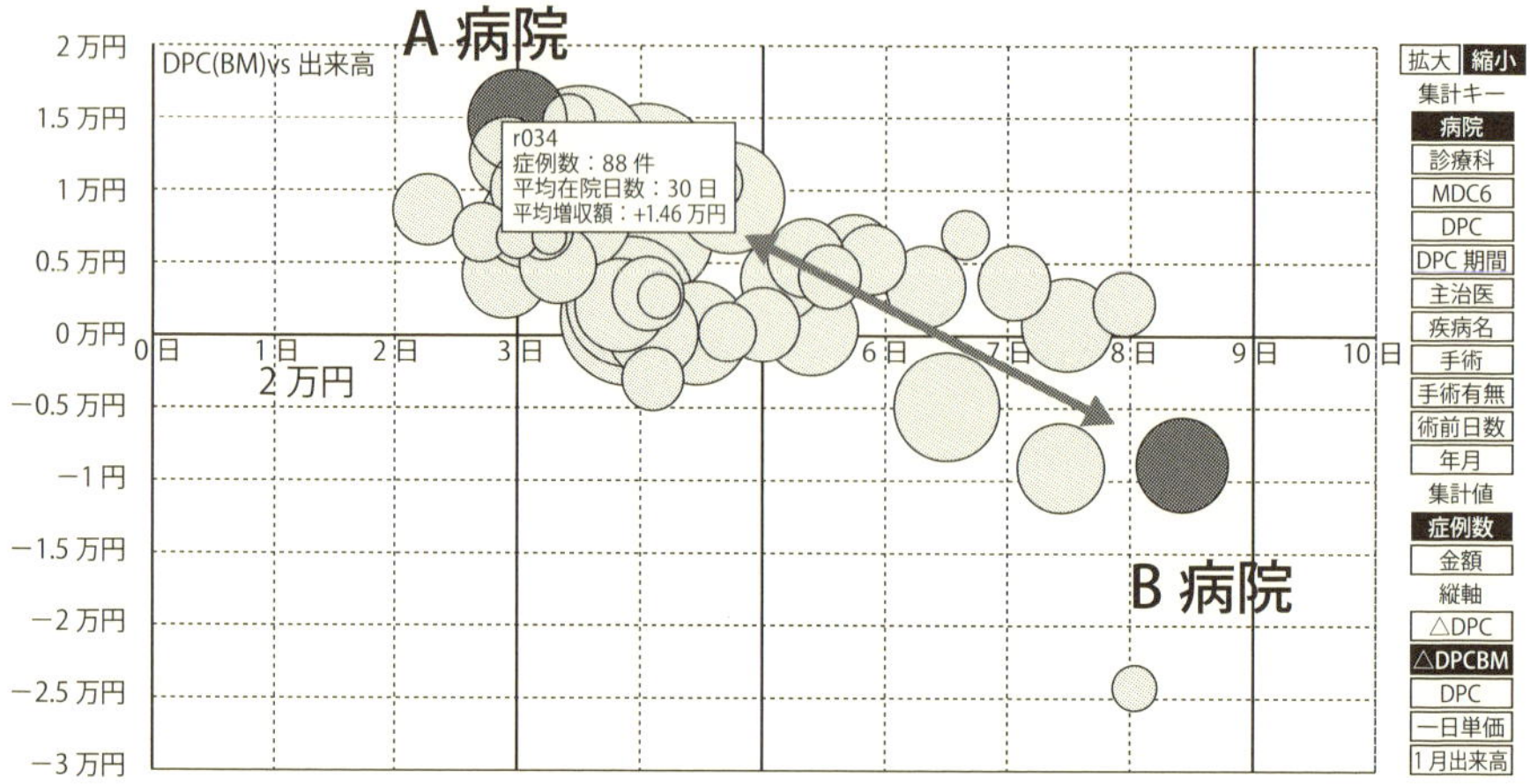

2006.7-10
020110xx97x0x0：白内障、水晶体の疾患 手術あり 処置 2 なし 片眼

【図7-6】クリティカルパスベンチマーク

2006.7-10
020110xx97x0x0:白内障、水晶体の疾患 手術あり 処置2なし 片眼

A 病院

診察		¥3,500 ■薬剤管理指	¥500 ■退院時服薬
投薬		¥2,780 クラビット点 ジグロード点 ネオシネジン	¥990 セゾンカプ 調剤料（入院）
注射			
処置			
手術		¥137,600 ■水晶体再建 ヒーロン 1% パニマイシン	
検査		¥380 スリットM（前	¥1,230 精密眼圧 スリットM（前
画像			

B 病院

診察	¥3,500 ■薬剤管理指						¥500 ■退院時服薬
投薬	¥3,870 クラビット点 ジグロード点 フルメトロン						¥70 調剤料（入院）
注射			¥60 アタラックス 皮内、皮下及	¥3,000 スルペラゾン ★生食溶解液 静脈内注射	¥3,000 スルペラゾン ★生食溶解液 静脈内注射	¥3,000 スルペラゾン ★生食溶解液 静脈内注射	¥1,500 スルペラゾン ★生食溶解液 静脈内注射
処置				¥450 創傷処置1			
手術			¥150,490 ■水晶体再建 オペガン0.6 ヒーロン 1%				
検査	¥1,970 精密眼圧 矯正視力（1以 スリットM（前	¥380 スリットM（前	¥380 スリットM（前	¥1,790 精密眼圧 精密眼底（片） スリットM（前	¥380 スリットM（前	¥380 スリットM（前	¥1,230 精密眼圧 スリットM（前
画像							

この図7－6の中でDPCになると白内障手術が出来高より赤字になるA病院と、DPCになると黒字化するB病院について、そのケアプロセスについても見ることができる。この内容を見るにはこの円のところをクリックすると、それぞれの病院の標準的なケアプロセスがパス形式で見ることができるようになっている。

この2つの病院の白内障手術のケアプロセスを見れば違いは一目瞭然だ。赤字のA病院は在院日数が7日に対してB病院は3日、使用している医薬品の量や検査の回数はA病院のほうがB病院より多い。B病院は出来高の環境には適応している病院といえよう。このようにDPC分析ソフトを使うとそれぞれの疾患や処置に関して施設間のケアプロセスの比較ができるので、大変参考になる。こうしたことが可能なのもDPCデータベースによって、明確に定義された疾患群と、詳細なレセプトデータを関連づけて瞬時に引き出すことが可能となったからだ。こうしたソフトを使って、自らの病院の疾患ごとのケアプロセスを他の病院と比較しながら検証することができる。

2　DPC／PDPSと医療材料

国民医療費に占める医療材料費の比率がじわじわと上がっている。医薬品費のほうはここ数年で国民医療費の20％を下回るようになったが、医療材料費の比率が10％まで近づいている。この両者を1999年対2003年伸び率対比で見てみると、医薬品費は85・4％と減少しているのに対して、医療材料費は112％と増えている。医療材料費が増えるのは手術件数の増加や新規開発の医療材料の登場で市場が拡大しているという理由からだ。

しかし、いよいよDPCの関連病院が1700病院以上、45万床という本格的なDPC時代の到来である。

DPC時代には臨床の質を落とさずに、しかもコストを削減するという二律相反のテーマが求められる。こうした中で医療材料はDPCの包括部分の大きな割合を占めるので、医薬品と同様にその対応に精密なマネジメントがこれからは求められる。

とくに医療材料の場合、その選択は単に価格ばかりではなく、医療材料の安全性や感染管理の側面も考慮することが必要だ。というのも後述するように、DPCでは続発性の感染症については、コスト面で評価されない仕組みになっている。つまり続発性感染症を起こすことがDPC下では、病院にとっては不利となる仕組みとなっている。このため出来高時代にまして一層の安全や感染に配慮したデバイス選びがDPC時代にはポイントとなる。

◎医療材料と感染症

さてDPC環境下では感染症対策が極めて重要となる。というのも続発症としての病院症はDPCではコスト面で評価されないからだ。これまで出来高払い下では手術などの処置に続発する感染症については、それに係る投薬、検査、画像診断、処置については支払いが行われていた。しかしDPCの仕組みでは、支払額は1入院についてひとつの診断群分類のコードによって日額定額の支払い額が決まる。この分類コードは資源を最も必要とする傷病名と副傷病名、手術ありなし、処置の有無組み合わせによって決められる。そしてその副傷病名の中には続発症としての感染症は含まれていない。したがってこうしたDPCの仕組みでは、いったん感染症を続発すると、これまでの出来高払いと異なって続発する感染症に対して発生する追加的な医療費についてはすべて病院の持出しとなってしまう。

さてこうした医療行為に関連した続発性の感染症がどれくらい起こっているのだろう。これを患者有害事象の疫学調査であるカルテレビューの調査結果から見てみよう。日本でも2004年から患者有害事象に関するカルテレビューが始まった。このカルテレビューでとくに医療材料・医療用具に関連した患者有害事象について見ていこう。調査は２００３年に行われた４４００冊のカルテレビュー調査で、医療材料に関する患者有害事象ではドレーン・カテーテル・チューブ・ポート・ライン類に多かった。具体的な内容はドレーンの腹腔内遺残や、開腹手術後に抜去したドレーンの一部が腹腔内に残留したり、中心静脈カテーテルが抜去時に切れて血管内に遺残したり、ペースメーカーのリード線切断などによる患者有害事象が報告されている。

そしてカルテレビューからは、カテーテル感染が相変わらず多いこともわかった。「膀胱カテーテル留置に伴う尿路感染により、抗生物質を連日点滴した」、「膀胱カテーテル留置に伴う尿路感染から敗血症に至り、抗生物質を連日点滴した」、「胃瘻周囲の感染に対し、抗生物質を連日点滴した」、「意識障害の患者が呼吸器感染症を発症し、抗生物質を連日点滴した」などの事例が報告されている。

こうした続発する医療材料関連の患者有害事象やカテーテル感染症は、ＤＰＣ時代にはすべて病院の負の負担となってのしかかってくる。

◎ネバー・イベント・リスト

さて話題はかわるが、２００７年10月より日本の社会保険庁にあたる米国のメディケア・メディケイド・センター（CMS:Center for Medicare and Medicaid Services）は、入院における包括払い分類のＤＲＧ（Diagnosis Related Group）の新方式であるＭＳ—ＤＲＧ（Medicare Severity-DRG）をスタートさせた。

ＭＳ—ＤＲＧはこれまでのＤＲＧをさらに改良して患者の重症度を評価した精緻な分類となっている。さてこのＭＳ—ＤＲＧにおいて、注目されたのは以下の８つの〝決して起こしてはならない事象（ネバー・イベント・リスト never-events list）である。このネバー・イベント・リストに挙がっている項目については病院にその発生報告の義務を課し、さらにはこの事象に対する追加的な医療費については保険償還を行わないこととした。８つの項目は以下である。

①術中空気塞栓
②手術時の異物残置
③輸血時の血液型誤認
④膀胱留置カテーテル由来の感染
⑤褥瘡
⑥中心静脈カテーテル由来の感染
⑦縦隔炎
⑧院内外傷（転倒・火傷など）。

また、米国最大の民間保険会社である Blue Cross and Blue Shield 社も、２００８年10月以降、ＭＳ―ＤＲＧと同様に、８つの予防可能な合併症（ネバー・イベント・リスト）に対しては、保険金支払は行わない旨の発表を行った。さらに最新の米国からのニュースによると先述の8つの項目に加えて以下の3つの項目もさらに追加されるようだ。⑨手術部位感染（ある種の整形外科手術、肥満手術）、⑩血糖値のコントロール不良による合併症、⑪深部静脈血栓や肺梗塞（膝関節や股関節の人工関節置換術）。

我が国のＤＰＣではネバー・イベント・リストのような積極的なＤＰＣの非償還リストはない。ただ先述したように副傷病名に術後の感染続発症等を含めていないという点で消極的な対処法を行っている。今後、ＤＰＣにおいてもネバー・イベント・リストを参考に、予防可能な続発症を患者起因の合併症から明確に区別して、保険償還において差別化が検討されないとも限らない。

◎ネバー・イベント・リストと医療材料

さてつぎに、ネバー・イベント・リストにも挙がっている膀胱留置カテーテル由来感染症や中心静脈カテーテル由来感染症、手術部位感染の予防と医療材料について見ていこう。

米国では、病院感染症の約40％が尿路感染症であり、そのうちカテーテル由来の尿路感染症が約80％に及ぶという報告がある。また尿路感染症は、医療・患者双方の負担を増大させ、罹患率・死亡率の増加にも関連していることが知られている。たとえば米国では、尿路感染症によって、患者1人あたり平均して3・8日の追加的な入院が生じており、3803ドルの追加コストを発生させているという報告がある。また英国では、尿路感染症により6・1日の追加的な入院が生じ、1人あたり1327ポンドの追加コストが発生することが報告されている。

こうした尿路感染症予防については、銀コーティング・カテーテル使用の経済効果が池田俊也氏・小林美亜氏の「銀コーティング膀胱留置カテーテルの経済評価」によって指摘されている。本論文よれば、銀コーティング・カテーテルの経済的効果については以下のようである。症候性尿路感染症の発生頻度について通常カテーテル群と銀コーティング・カテーテル群についてみたところ、通常群は1000人あたり30・0例であったのに対して、銀コーティング群は1000人あたり18・0例と少なかった。また敗血症の発生頻度についても通常群は1000人あたり5・0例であったのに対して、銀コーティング群1000人あたり1・8例と少なかった。

そして医療費については通常群は患者1人あたり6777円であったのに対して銀コーティング群は患者1人あたり5464円と銀コーティングのほうが結果的には経済性についてもすぐれていた。

また東京大学医学部附属病院看護部の内田美保氏らによると銀コーティング・カテーテル使用を病棟で推

奨した前後での比較で、以下のような結果が得られている。結果は銀コーティング・カテーテルの使用率87・7％の環境下で、平均留置日数が通常カテーテル群より4・0日短縮し、留置・交換回数は通常群の148回から84回に減少した。この結果3ヶ月あたりで15万3237・4円の費用削減が達成でき、推計ではあるが一病棟で年間61万3000円の経費削減が達成されたと考えられた。

中心静脈カテーテルは今日の治療において不可欠な存在であるが、それに伴い血流感染の危険性が高まる。米国では、中心静脈カテーテルが引き起こした感染症は年間8万件にのぼり、その総費用は2億ドルから23億ドル程度と予測されている。1症例あたりのコストは2万5000ドルと見積もられている。

◎ＰＩＣＣ（末梢穿刺中心静脈カテーテル）

最近ＰＩＣＣ（Peripheral Inserted Central Catheter: 末梢穿刺中心静脈カテーテル）が中心静脈カテーテル由来感染症の予防に注目されている。ＰＩＣＣとは前肘窩または前腕窩から尺側皮静脈、正中皮静脈、とう側皮静脈のいずれから挿入し、鎖骨下静脈を経由して上大静脈までカテーテルを挿入して留置する方法である。

ＰＩＣＣは鎖骨下静脈穿刺の中心静脈カテーテルより感染頻度が明らかに低いことがわかっている。国立国際医療センター戸山病院外科の枝元良広先生によればＰＩＣＣ群は非ＰＩＣＣ群（鎖骨下静脈穿刺中心静脈カテーテルなど）よりカテーテル由来感染症の発生頻度は24・6％も低かった。とくに消化器や肝胆膵外科では43％も低いという。

またＰＩＣＣでは鎖骨下静脈へのせん針よりも気胸、血胸、動脈せん針のリスクも低い。ただ血管炎の頻度は非ＰＩＣＣ群よりやや多い。

このため米国ではＰＩＣＣが第一選択となっているくらい広く普及している。米国においてＰＩＣＣが普及した背景には、ＰＩＣＣの挿入専門の静脈注射専門ナース（ＩＶナース）の存在が大きい。米国の病院では、ＩＶナースが専門の部門を運営していて、中心静脈カテーテルのＰＩＣＣはすべてＩＶナースに委ねられているところも多い。ＩＶナースは極めて専門的な知識を持ち、中心静脈カテーテルによる感染もＩＶナースのおかげで非常に低く抑えられている。

このため米国の病院では現在、医師が緊急で中心静脈カテーテルを挿入するとき以外は、すべてのＰＩＣカテーテルをＩＶナースが挿入している。そしてＩＶナースはＰＩＣＣカテーテル挿入患者の挿入部位の観察のためのラウンドや、ドレッシングチェンジなどすべてのケアを担当しているという。またＰＩＣＣ挿入はエコー下ガイドで行う。このエコー下ガイドによりＰＩＣＣ挿入も的確になり、格段にＰＩＣＣカテーテルの利用が簡便になったという。またその固定も縫合糸で縫うことなく専用シールで固定するだけである。日本でもＰＩＣＣカテーテルを普及するための環境整備が必要だろう。

◎ＳＳＩ（手術部位感染症）とドレーン

手術部位感染症（Surgical Site Infection: ＳＳＩ）も、術後感染症としてＤＰＣ環境下では病院に負の負担を及ぼすので予防が大事だ。まず手術部位感染症の予防には、手術関係者の管理（部屋の出入り等）、抗菌薬の予防投与、術前の患者準備、手術器機などの環境管理、無菌法と手術手技、それに閉鎖式吸引ドレーンの使用が重要である。

さて手術では術後の体腔内に貯留する血液や浸出液を排出するための排液管（ドレーン）を留置することが多い。しかしながらドレーンの使用は、同時に創傷感染の危険も誘発する。しかし日本では消化器手術ではほぼルーチンにドレーンが使用されている。しかし米国での臨床研究の結果、待機的胆嚢摘出術、肝切除術、結腸切除術ではドレーン挿入の適応とはならないとされている。直腸癌手術、膵手術、拡大郭清などハイリスクに限ってドレーンを使用することが勧められている。また閉鎖式ドレーンと開放式ドレーンを比較すると、術後創傷感染率は開放式で有意に高率となることが、多くのＲＣＴ研究で証明されている。国内の研究でも川村らは胃がん術後の手術部位感染症閉鎖式ドレーンを使用した感染対策による感染率低減を報告している。また篠原の報告によると、同程度の感染率で見た場合、ドレーンの管理費用は非閉鎖式に比べて閉鎖式は47％低減することが示唆されている。

ただ閉鎖式ドレーンの問題点として詰まりやすさ、材質の堅さが挙げられ、長期留置には向かない。日本では消化管の縫合不全が起こった場合の膿瘍の排出経路として、縫合部付近にドレーンを留置することが多い。このため縫合不全の危険性のある1週間前後留置されることが多く、やわらかな開放式ドレーンが使用される。このため消化管手術で、長期に留置するのに不向きな閉鎖式ドレーンが長らく普及しなかった。一方米国では、ドレーンは感染の原因となる血液などのドレナージ目的であり、排液量が少なければ術後48時間で抜去される。縫合不全発症時にはＣＴガイド下でのドレナージで対応する。

さて閉鎖式ドレーンを使用すると術後のガーゼ交換も少なくなり、したがって患者は医療従事者からの感染の機会も減少する。米国疾病管理局（ＣＤＣ）では、標準予防策で創部処置の際の手袋着用や手指消毒を勧めている。しかし、そもそも病棟でのガーゼ交換自体を減らしてしまえば、創傷処置にともなう感染チャンスも減るというわけだ。

〈参考文献〉①池田俊也、小林美亜「銀コーティング膀胱留置カテーテルの経済評価」（医療マネジメント学会雑誌6（3）：538～543、2005）
②国際医療福祉総合研究所主催「ＤＰＣにおける医療材料管理の意義～安全管理と感染管理のデバイス選択～」セミナー（2008年8月2日）抄録集

第８章

看護Ｐ４Ｐと介護Ｐ４Ｐ

1　看護Ｐ４Ｐ

Ｐ４Ｐ（Pay for Performance:4 は for のごろ合わせ）が最近ようやく国内でもひろく注目されるようになった。Ｐ４Ｐとは医療の質に基づく支払方式のことで、欧米各国では２０００年来、導入がすすんでいる診療報酬の支払い方式のことである。我が国でも２００８年の診療報酬改定でリハビリ分野に初めて試行的に導入されて注目を集めた。ここでは看護分野におけるＰ４Ｐについて振り返ってみよう。

米国ではすでにナーシングホームや在宅医療分野に看護Ｐ４Ｐをモデル的に導入して、その効果を実証しようとする動きが始まっている。看護のパフォーマンスを定量的に測定して、その成果に応じて支払いを行うという看護Ｐ４Ｐは今後の我が国の診療報酬体系でも検討すべき項目のひとつだろう。

◎Ｐ４Ｐとは？

米国医学院（ＩＯＭ）と言えば、ノーベル賞受賞者を何人も擁した米国の権威ある医学アカデミーである。この米国医学院はいくつかの有名な報告書を出していることでも知られている。これらの報告書の中には、医療事故に関するセンセーショナルな報告書「To Err is Human（人は誰でも間違える）」（１９９９年）や、あるべき医療の姿と現実のギャップを訴えた報告書「Crossing the Quality Chasm（質のギャップを乗り越えて）」（２００１年）などがある。

この米国医学院がＰ４Ｐを以下のように定義している。「Ｐ４Ｐ（Pay for Performance）とは、ＥＢＭに基づいて設定された基準や指標で、医療の質を測定し、その結果に基づいて質の高い医療提供に対して経済的インセンティブを与えることである。その目的は単に高質で効率的な医療にボーナスを与えることにとどまらず、高質の医療への改善プロセスを促すことにある（２００６年）」。

実はＰ４Ｐは２０００年以降、米国、英国、オーストラリアをはじめとしたアングロサクソン系の国々の診療報酬の支払い制度のトレンドとなりつつある。Ｐ４Ｐはそれらの国で、主に外来診療から始まり、入院診療をもカバーする診療報酬の支払い方式としてすでに定着しつつある。

Ｐ４Ｐがこれらの国々で、実際にどのように行われているかを見ていこう。まずＰ４Ｐの仕組みを見ていこう。Ｐ４Ｐは以下の２つのステップからなる。ひとつはまず、医療や看護の質を測定する基準や指標を設定してそれを測定する。そしてその成績に応じて支払いを行うという第２のステップがそれに続く。この２つのステップについて見ていこう。

◎Ｐ４Ｐによる医療の質評価

まず第１ステップは医療の質を測定するステップである。それにはまず医療の質を測定する定量指標である「臨床指標」を設定する必要がある。さて、臨床指標とは「医療の質のアウトカムやアウトカムに重大な影響を与えるプロセス指標」と定義されている。具体的な臨床指標にはどのようなものがあるのだろうか？　この例で見ていこう。米国では日本の社会保険庁にあたるＣＭＳ（メディケア・メディケイド・センター）が、２００３年から06年にかけてＰ４Ｐの試行調査を実施した。このプロジェクトは病院向けのＰ４Ｐプロジェクト、「プレミア・デモンストレーション・プロジェクト（Premier Hospital Quality Incentive Demonstration Project)」（以下、プレミア）とよばれている。

プレミアでは疾病単位に臨床指標を設定している。疾病は急性心筋梗塞、心臓バイパス手術、心不全、肺炎、人工関節手術の5疾患について34項目の臨床指標が設けられた。たとえば急性心筋梗塞の患者については、つぎのような診療ガイドラインがある。「救急到着時のアスピリン投与すること」、「退院時のアスピリン投与すること」、「左心室収縮機能不全へのＡＣＥ阻害剤／ＡＲＢ投与を投与すること」、「禁煙指導」、「退院時のβブロッカー投与すること」などがある。これらを行うことが診療ガイドラインで決まっているが、その実施を行っているかどうかの実施率を臨床指標として設定してそれを測定する。

つぎに心不全についてみてみよう。心不全の患者が退院するときに「詳細な退院指導を行ったかどうか」、「左心室不全患者の心機能評価を行ったかどうか」、「左心室収縮機能不全患者へのACE阻害剤／ARB投与を行ったかどうか」、「禁煙指導を行ったかどうか」が指標となる。

また膝や腰の人工関節手術は無菌手術であるので、術後24時間以内に抗菌剤を中止すべきという抗菌剤の予防的使用のガイドラインがあるが、このガイドラインを準拠しているかどうかを調べる。このようにP4Pで用いられる臨床指標は診療ガイドラインが守られているかどうかの、診療ガイドラインの準拠率を測定することが多い。

また急性筋梗塞の「救急到着90分以内の初期的経皮的冠動脈インターベンションが行われていること」や肺炎における「救急到着後4時間以内の抗菌剤が投与されている率」のようにDoor to Needle Time（DTN）といって来院してから処置までの時間も臨床指標として設定されている。というのもDTNは患者予後に影響を与える因子であるからだ。さて、すでに気付かれた方も多いかもしれないが、こうした指標の中にすでに「禁煙指導」、「退院指導」などの看護師の行う指導項目も臨床指標として設定されている。

◎P4Pにおける成績評価と診療報酬ボーナス

さてつぎにこれをどのように診療報酬の支払い方式に結び付けるかの第2のステップについて見ていこう。プレミアでは5疾患34項目の臨床指標を用いて、各病院に疾患別の成績をつける。たとえば心筋梗塞の項目すべてを100％実施していた病院があるとすると、そうした病院がトップの成績ということになる。このように疾病ごとに臨床指標の達成度を計測して、その成績によって病院をランク付ける。そして成績の上位

10％の医療機関はDRG／PPS（診断群別包括支払い制）の診療報酬が2％上がり、上位10～20％の医療機関は1％上がる。逆に下位20％において、その指標の点数が3年間変わらなければ減算となる。上位は相対評価、下位は絶対評価で評価を行うため、指標の点数を上げていけば減算はされないし、逆に上位になればボーナスがもらえるという仕組みだ。

こうした成績ランクを疾病別につけて診療報酬上のインセンティブを与えると、たかだか1～2％の経済的インセンティブにもかかわらず、実際に臨床指標の改善がそれぞれの指標に認められた。紙のように薄いわずか1～2％の経済的インセンティブによっても臨床効果は抜群なのがＰ４Ｐの特徴だ。

◎米国の看護Ｐ４Ｐ

米国において看護パフォーマンスをＰ４Ｐに反映させようという動きが急である。これにはまず看護の質を測る臨床指標の設定が必要となる。これまで看護業務のアウトカムやアウトカムに重大な影響をおよぼすプロセス指標の検討がまったく行われてこなかったわけではない。今後はこれらの指標をどのように支払い方式に結びつけるかが課題となる。２００４年に行われた非営利団体のNational Quality Forumが提唱したＰ４Ｐ用の看護指標案を表８－１に示した。指標は褥瘡発生率、転倒率、抑制率などから始まって、院内感染に関連した尿路感染（ＵＴＩ）、血流感染（ＢＳＩ）、人工呼吸器関連肺炎（ＶＡＰ）などの率、さらに禁煙指導、看護スキルミクス、離職率などが挙げられている。

こうした看護の質の測定と、それを支払い方式へ結び付けようとするモデル事業が２００８年より米国看護界では始まった。それがナーシングホームＰ４Ｐと在宅医療Ｐ４Ｐの試みである。まずナーシングホームＰ４Ｐから見ていこう。２００８年から3年計画でＣＭＳ（Center for Medicare and Medicaid Services）はナーシングホームＰ４Ｐのモデル的な実証事業を開始した。具体的には、メディケア対象のナーシングホ

【表８-1】看護Ｐ４Ｐ（ＮＱＦ：National Quality Forum 2004）

看護の品質～評価指標１

・重症合併症併発外科手術入院患者の死亡率

・褥瘡発生率（入院患者）

・転倒・転落率（入院と通院）

・外傷を伴った転倒・転落率

・拘束率（ベストと 四肢拘束のみ）

・尿カテーテル装着ＩＣＵ患者の尿路感染率

・中心静脈カテーテル使用ＩＣＵ患者及び、看護必要度と高い患者及び、看護必要度の高い患者の血流感染率

看護の品質～評価使用２

・人工呼吸器使用肺炎患者比率（全肺炎患者）（ＩＣＵ及び看護必要度の高い患者のみ対象）

・急性心筋梗塞患者（ＡＭＩ）の禁煙指導率

・心不全患者の禁煙指導率

・肺炎患者の禁煙指導率

・職種混合（スキルミクス）

正看護師と准看護師、薬剤師などのチーム医療における構成比率、職務分担など

・入院患者１名あたりの看護提供時間（正看護師、准看護師）

・職場と労働環境（看護ワークインデックス）

・看護師離職率

ーム入居者に、看護のパフォーマンス指標を用いた支払い方式のデモンストレーションプログラムを開始した。プログラムでは米国内の4～5州の１００施設を設定し、それを半分に分け半数はコントロール群として、半分をプログラム実施群として実証実験を行っている。

プログラムで用いている看護パフォーマンス指標はつぎの4つである。①スタッフィング（職員配置）、②適切な入院、③質アウトカム（ＭＤＳアウトカム）、④施設基準。このそれぞれに対して表８－２のような小項目が設けられ達成度に応じて最大20～30ポイントが与えられる。そしてその得点ポイントの上位20％の高ポイント群に高い支払が行われる。また前年との改善率をみて上位20％の改善群に対しても高い支払を行う。

このうち①のスタッフィングでは正看護師数／延べ入居者数、総看護時間（正看護師、准看護師、看護助手）／延べ入居者数、看護職の離職率などの指標が使われている。つぎの②の適切な入院では心不全、電解質インバランス、呼吸不全、敗血症、尿路感染症における病院への入院率が用いられている。というのもこれらの疾患はナーシングホームでの適切な管理により、急性期病院への入院を予防することができることより設定されている。③の質アウトカムではＭＤＳ（ミニマムデータセット）というナーシングホームの質指標が用いられている。ＭＤＳは長期入院と短期入所者別に指標セットが設けられている。

そして④の施設基準については、施設基準についての調査が行われ、その基準の準拠状況におうじてポイントが与えられる。

このプログラムは２００８年から始まったので、その検証結果はまだ出ていないが、Ｐ４Ｐによりインセンティブを与えた群とそうでない群の質パフォーマンスの違いが出るかどうかが興味の的である。

同様に在宅Ｐ４Ｐのデモンストレーションプロジェクトも２００８年から2年計画でスタートした。具体的には全米7州の在宅事業者の１７００箇所を対象として、オアシス質指標による在宅事業者を評価し、得点ポイントに応じた報酬額の決定を行うというプロジェクトである。ナーシングホームＰ４Ｐと同様に、上位20％の高得点群と上位20％の改善群に対して高い報酬が与えられる。このプロジェクトで用いられる指標には以下の指標がある。急性期病院への入院率、救急外来受診率、入浴の改善、移動の改善、車椅子への移乗の改善、服薬コンプライアンスの改善、手術創の改善など。

◎日本の診療報酬とＰ４Ｐ

実は、すでにわが国の診療報酬体系の中にも日本版Ｐ４Ｐとも呼ぶべき要素が入りこんでいる。08年診療報酬改定では以下の２つの日本版Ｐ４Ｐの試みが導入された。①回復期リハビリテーション病棟入院料１、②褥瘡評価実施加算。

まず回復期リハビリテーション病棟入院１について見ていこう。「回復期リハビリテーションの要件に試行的に質の評価に関する要素を導入した」と保険局担当者が述べているように、以下の３つの質評価基準の導入と、それに対する診療報酬の設定がなされた。

まず回復期リハビリテーション病棟入院の評価基準は以下である。①重症患者受け入れ率…当該病棟において新規入院患者のうち１割５分以上が重症の患者であること。②在宅復帰率…当該病棟において退院患者のうち、他の保険医療機関への転院した者等を除く者の割合が６割以上であること。

そして回復期リハビリにおけるリハビリの治療成果に応じたボーナス、つまりリハビリＰ４Ｐとも言えるのが、「重症患者回復病棟加算（１日につき50点）」である。この算定要件は、「重症の患者の３割以上が退院時に日常生活機能が改善していること」を算定要件としてあげている。この重症患者の定義とは入院時に日常生活機能評価表で測定して10点以上の患者のことで、この重症患者の30％以上が退院時に日常生活機能評価表で３点以上改善していることをもって１日50点のボーナスが付くことになった。この日常生活機能評

【表8-2】ナーシングホームＰ４Ｐの指標（米国）

①スタッフィング（職員配置）30ポイント

・正看護師数／延べ入居者数
・総看護時間（正看護師、准看護師、看護助手）／延べ入居者数
・看護職の離職率

②適切な入院30ポイント

心不全、電解質インバランス、呼吸不全、敗血症、尿路感染症における病院への入院率

③質アウトカム（ＭＤＳアウトカム）30ポイント

○長期入居者
・日常生活動作に介助が必要な入居者割合の増加
・入居者の居室への移動能力の悪化率
・褥瘡を有するハイリスク入居者の率
・膀胱留置カテーテル患者率
・身体抑制患者率
○短期入所者
・日常生活機能のレベルが改善した入居者率
・中等度障害者の日常生活動作の改善率
・尿失禁の改善に失敗した患者の割合

④施設基準20ポイント

価表は看護必要度のB票を用いている。このリハビリP4Pに対しては中医協の委員の遠藤久夫委員（学習院大学教授）は以下のような感想を述べている。「世界的にP4Pの動きは見られるが、パフォーマンスの指標の中心はプロセス評価でありアウトカム評価は少数であり、アウトカム評価は難しいというのが趨勢である。加えて、アウトカム評価はこれまでわが国の診療報酬支払いには無かった概念である。ゆえに、あくまでも『試行的』に実施されるのであって『検証』をしっかりやることを確認したい」。

たしかに今回導入されたリハビリP4Pはリハビリの効果を日常生活機能評価表で測定してその成果に対してボーナスをつけるという、文字通りのアウトカム評価である。今後、このリハビリP4Pの検証結果が待たれる。

2つ目の褥瘡評価実施加算について見ていこう。

同加算は、療養病棟入院基本料の適正化の一環として08年の診療報酬改定で導入された。褥瘡評価実施加算はADL区分3に該当する患者に対して褥瘡の発生割合を患者単位で経時的・継続的に測定・評価し、その記録を診療録等に記載していることを要件に、1日15点が加算される。また療養病棟入院基本料では、同時に入院患者の日常生活機能（ADL）の低下等を継続的に測定・評価し、記録することも求められることとなった。こうした質に関する記録を行うことや報告を行うことに関する報酬を、P4PではPay for Reporting（P4R）と呼んでいる。わが国でも、今後、こうした質記録に関する評価であるP4Rが増えていくだろう。

米国のナーシングホームP4Pでも褥瘡率が指標のひとつとして挙げられている。今回の診療報酬改定における、療養病床での褥瘡に関する記録に対する加算の設定が、看護P4Pのつぎなる展開の基礎となるだろう。今後、我が国においても看護P4Pの評価項目は褥瘡のほか、米国の看護P4Pの指標にあるような項目に拡大していくことだろう。看護P4Pの今後に期待したい。

〈参考文献〉武藤正樹ら「P4Pのすべて～医療の質に対する支払方式とは～」医療タイムス社2007年

2　介護P4P

2012年2月、国際医療福祉大学と（株）医療福祉経営審査機構が開催した医療経営セミナーで、厚生労働省の当時の宮島俊彦老健局長は、以下のように述べて注目を集めた。「介護サービスの質の評価に当たってP4P（Pay for Performance）といった評価を介護報酬に導入できないかという考えが上っている」。

P4Pとは、日本語では「医療の質に基づく支払方式」と訳されていて、医療の質を臨床指標等で評価し、その成績のよいところに経済的なインセンティブ（ボーナス）を診療報酬で与えるという考え方である。ただP4Pは別に医療のみに限ったコンセプトではない。ヘルスケア分野一般に通じる概念で、たとえば介護サービスにおいても、その質を評価し、その成績のよいところに介護報酬上のボーナスを与えるという意味では「介護P4P」という考え方も十分になりたつ。ここでは2012年度の介護報酬改定に向けて注目される介護の質に応じた支払方式である「介護P4P」について見ていこう。

◎介護市場の拡大と介護サービスの質

2000年に介護保険制度が発足して以降、はや13年が経とうとしている。介護報酬改定は3年に1度、09年は3回目の介護報酬改訂の年だった。03年、06年の介護報酬改定はいずれもマイナス改定だった。そして迎えた今年の改定は「プラス3％改定」、政府・与党が「介護従事者の処遇改善のための緊急特別対策」として介護報酬の引き上げを決定したのを受けての初のプラス改定となった。

現在、介護保険の総費用は7・4兆円。これが介護報酬3%アップで、およそ2300億円の介護市場の規模拡大につながることとなる。そしてさらに09年4月、政府は09年度補正予算案の中に、4000億円にものぼる「介護職員処遇改善交付金」を盛り込んだ。今や介護保険市場は拡大の追い風の中にある。

実際に、2000年に介護保険制度がスタートして以来、介護市場は拡大の一途をたどっている。2000年介護保険スタート時点の総費用はおよそ3・6兆円、それが毎年10%ずつ伸びて現在はおよそ2倍の7・4兆円である。利用者数も当初の149万人が現在は364万人、2・4倍にも伸びだ。こうした市場拡大の中で、いまや介護サービスの質が問われるようになってきた。

◎介護職員の処遇改善と介護の質

まず当面の課題は、09年介護報酬改定でも話題となった、介護に携わる職員の処遇改善とその質の改善である。財団法人・介護労働安定センターの調査によると、06月10月~07年9月の1年間に、介護職員の5人に1人が退職し、またそのうち勤務期間が3年未満の職員が75%を占めていた。つまり介護の場で職員が定着しないのだ。介護職員が介護の場に就職する理由としては「働きがい」(56%)が多く、一方、退職する理由としては「仕事の割りに賃金が低い」(49%)が最も大きなウエイトを占めている。介護という職場に働きがいや高い志を求めて就職した介護職員が、結果として低い賃金水準と将来の生活への不安の現実の前に、やむなく他の職場に転職していくのが実態だ。

このため09年介護報酬改定では、介護職員の処遇改善と同時に、質の確保が挙げられた。具体的には介護職員の基礎研修の実施や、介護職員に占める介護福祉士などの専門職の割合、常勤職員の割合や一定以上の勤続年数の職員の割合など、介護マンパワーの質に応じて事業所や施設評価を行う介護報酬改定がなされた。

◎介護の質の構成要素

しかし介護サービスの質の全体的評価という視点でいえば、こうしたマンパワーの質評価は実は質評価のごく一部の局面にしかすぎない。医療の質評価の方法では、1968年にミシガン大学のドナベディアン教授が提唱した、医療の質を3つの構成要素、①構造（ストラクチャー）、②過程（プロセス）、③成果（アウトカム）に分けて評価する方法が確立している。この方式は開発者の名前をとって「ドナベディアン・モデル（構造、過程、成果）」と呼ばれている。このモデルは介護サービスの質評価にも通用する。まず介護の質も、医療の質と同様に、この3つの構成要素ごとに整理して評価することが必要だ。その観点から、介護の質評価をみると、以下のようになるだろう。

まず「構造（ストラクチャー）」については施設設備、組織、職員配置、勤続年数、有資格者割合、研修、キャリアラダーなどの評価項目が挙げられる。これは09年介護報酬改定でも評価項目に研修や、専門職の割合、常勤職員数の割合などとして一部、採り入れられた。

つぎに「過程（プロセス）」としては、介護ケア技術、ケアマネジメント、安全管理、各種マニュアルの整備や活用状況など介護ケアプロセスの評価を行う。そして「成果（アウトカム）」としては在宅復帰率、合併症予防や合併症管理、日常生活機能の維持・向上、じょく瘡発生率、転倒発生率、職員の離職率等が挙げられる。

一般的に言って、質評価はこの3つの構成要素において以下の関係がある。評価の容易さという点では構造、過程、成果の順になる。つまり構造評価は容易だが、成果評価は妥当な成果評価指標の選定やその実測において困難がつきまとう。しかし質をダイレクトに評価するという点では、成果評価が理論的には最もすぐれているといえる。このため現状の質評価では上記の3つの構成要素を組み合わせて使用することが多い。

◎介護Ｐ４Ｐ

実はすでに介護保険においても介護の質の成果（アウトカム）を評価し、それを支払いに結び付けようとするいわゆる介護Ｐ４Ｐがすでに一部始まっている。この典型例が09年介護報酬改定で導入された「在宅復帰支援可能加算」（介護老人保健施設）である。この加算では在宅への退所者の割合を成果指標として、その割合に応じて段階的な介護報酬による評価を行っている。また06年に導入された「事業所評価加算」（介護予防通所リハ、介護予防通所介護）も介護Ｐ４Ｐの典型である。この事業所評価加算の見直し、強化もすでに09年改定で行われたところだ。

09年改定で、「事業所評価加算」は以下のように改訂された。同加算は介護予防リハなどを受けた者のうち要支援度のランク維持やランクアップした利用者の割合が多い事業所を評価して加算を与えるというもので、表８－３のような算出式となった。

つまり事業所評価加算は事業所の介護サービスの質、とくに介護予防サービスの評価を「要支援度の維持や改善度」という介護アウトカム指標を用いて評価したところが、介護Ｐ４Ｐと呼ばれる所以だ。

実は医療におけるＰ４Ｐも08年の診療報酬改定から我が国では始まった。それもリハビリ分野からスタートした。それが08年改定におけるいわゆる「回復期リハＰ４Ｐ」である。具体的には「回復期リハビリテーション病棟」において在宅復帰率（60％以上）、回復期リハ病棟における重症患者の入院割合（15％以上）、入院中に重症患者の日常機能評価が改善した患者割合（30％以上）などのアウトカム評価指標を用いて加算を与えるいわゆる回復期リハＰ４Ｐがこの年に始まった。このように我が国では介護保険、医療保険の両者で同時期にリハビリ分野や介護予防分野からＰ４Ｐが導入されたことは興味深い。

◎我が国の介護Ｐ４Ｐの課題

【表8-3】 介護P4P～事業所評価加算の算定基準 (2009年4月改定)

①利用定員・人員基準等に適合しているものとして県知事に届け出て選択的サービス(※1)を行っていること。

②評価対象期間(※2)における当該指定介護予防通所介護事業所又は当該介護予防通所リハビリテーション事業所の利用実人員数が10名以上であること。

③下のA～Cの数値を当てはめて（A＋B×2）÷C≧0．7となること。

A　選択的サービス(※1)を利用した後、評価対象期間（※2）に行われる要支援更新認定等(※3)において、要支援状態区分に変更がなかった者の数

B　要支援更新認定等(※3)において要支援状態区分が1ランク改善した者（要支援2→要支援1又は要支援1→非該当）又は2ランク改善した者（要支援2→非該当）の数

C　評価対象期間(※2)において当該事業所の提供する選択的サービス(※1)を3ヶ月間以上利用し、かつ、利用後に要支援更新認定等(※3)を受けた者の数

※1運動器機能向上サービス、栄養改善サービス又は口腔機能向上サービス

※2当該加算を算定する年度の前年の1月から12月までの期間

※3要支援更新認定又は要支援状態区分の変更の認定

さて我が国の介護P4Pの今後の課題について見ていこう。検討が始まったばかりの介護P4Pであるが、今後、以下の課題が考えられる。まず介護サービスの質の定義や構成要素の整理を行うことが必要である。これまでにもすでに介護サービスの質評価については、国内でも散発的に行われている。こうした介護サービスの質評価について、先述したドナベディアン・モデルにそって体系的に項目を整理し、そして実際にその評価項目に沿って、事業所、施設ごとの評価調査を行うことが必要だろう。そうした評価調査の中からP4Pとして介護報酬の加算にリンクできる指標を選定していく作業が必要だろう。

そしてさらなる課題は、こうした個別の事業所や施設の質の評価が、地域全体の介護サービスの総体の評価とどのように関連しているかも明らかにしなければならない。それに加えて高齢者介護は医療と密接な関係にある。この介護と医療の連携の評価についても、今後の、医療報酬と介護報酬の同時改定の年へ向けて準備する必要があるだ

ろう。

〈参考文献〉武藤正樹ら「P４Pのすべて」医療タイムス社２００７年

3　看護と臨床指標

「臨床指標（Clinical Indicator）」とは「臨床医療の質を評価する定量指標」のことである。また「臨床医療のアウトカム指標、あるいはアウトカムに重大な影響を与えるプロセス指標」とも言う。さて、この臨床指標を病院で実測し、公表する厚労省の事業も始まった。臨床指標の中には看護の質を評価する臨床指標も多数含まれている。今回は臨床指標とくに看護の臨床指標について振り返ってみよう。

◎医療の質の評価・公表等推進事業

厚労省は２０１０年6月に、医療の質の向上や情報公開を促進する目的で、「医療の質の評価・公表等推進事業」の参加団体を公募した。10の病院関連団体から申請があり、その結果、国立病院機構、全日本病院協会、日本病院会の3団体がこのほど選ばれた。事業では、臨床指標を選定し、協力病院の臨床データを収集・分析し、臨床指標を用いて医療の質の評価・公表を行う。そして同時に評価や公表に当たっての問題点の分析等も行うとしている。厚労省はまた本事業に参加する条件として以下をあげている。「10以上の臨床指標を選定すること」、「選定する指標は全てプロセス指標又はアウトカム指標とし、患者満足度に関する指標以外のアウトカム指標を2つ以上含むこと」、「評価した各協力病院の数値を公表すること」、「臨床指標に係る情報を収集・分析する人材を確保すること」など。

さて、この事業に参加する病院団体を見ていこう。まず国立病院機構は、１４４病院のうち、DPC実施の45病院が本事業に参加し、計26の臨床指標の分析・公表等に取り組むとしている。２０１０年の7月から12月までのデータを集計・分析、２０１１年3月に各病院のデータを公表する予定だという。

公表を予定している指標は例えば、原発性肺がんの入院中死亡率や肺がん切除例の5年生存率、急性心筋梗塞の入院当日もしくは翌日のアスピリン投与率、脳梗塞患者の早期リハビリ開始率、結核入院患者のＤＯＴＳ実施率などの指標である。国立病院機構の病院が担う政策医療は、一般急性期から結核などに広く渡るため、それらをカバーする指標を選んでいる。また全日本病院協会は、27病院が参加予定で、患者満足度、（患者調査による）病院推奨度、平均在院日数、予定しない再入院率、肺炎に関する抗生物質使用などの10の臨床指標を選定し、大半の指標は3カ月に1回、公表するとしている。さて、このように我が国でも臨床指標の実測と公表事業が、ようやく始められようとしている。しかし先進各国では、臨床指標による医療の質評価は、１９９０年代から盛んになっていて、現在ではもはや定着してほとんど常識となっている。そしてその中には看護の臨床指標も多数含まれている。つぎに米国の臨床指標の実情を見ていこう。

◎米国における臨床指標

（1）ＪＣＡＨＯの臨床指標

たとえば、米国では医療サービスの質評価団体が多数あり、そうした評価団体が公表している臨床指標だけでも３０００以上の指標があるといわれている。なかでも老舗の保健医療機関認可合同委員会（ＪＣＡＨＯ）は、１９８０年代後半から１９９０年代にかけて多額の資金と時間を使って臨床指標の開発を行った。開発はまず指標の候補の小規模な事前調査から始まり、指標の信頼性や妥当性を検証した上で、本調査が行われ、臨床指標が選定され、協力病院での実測が行われている。この臨床指標の測定システム（IMSystem）では全部で7領域（術後、産科的、心血管系、腫瘍学的、外傷、薬物使用、感染症管理）、34項目よりなる臨床指標が用いられている。JCAHOおよび協力病院ではこの臨床指標測定システム（IMSystem）を以下のように利用している。このシステムでたとえば、頭部外傷や脳卒中発作の患者が救急外来受診から最初にCTを撮影するまでの時間という臨床指標が測定されている。この臨床指標のデータがJCAHOに定期的に集められ、この指標のベンチマークが行われ、その結果が協力病院にフィードバックされる。各病院ではこのベンチアークデータで自院のポジションを知ると同時に、経時的な指標の変化をモニターすることができる。また指標が平均値より著しく逸脱した場合にはJCAHOが警告を発するし、各病院において改善アクションが取られることになっている。

（2）メリーランド病院協会の臨床指標

つぎにメリーランド病院協会の臨床指標プロジェクトを紹介しよう。同プロジェクトは全米の2000の病院が参加して行われていて、外国からの参加もできる国際的プロジェクトでもある。

このプロジェクトは全米各州および各国単位で州病院協会や各国の病院団体がスポンサーとなって行う。このプロジェクトに参加希望の病院はこのスポンサーを介してメリーランド病院協会に参加を申し込む。米国以外では、政府、大学などがスポンサーとなり参加することが多い。ただし、比較を可能にするために1か国からの参加は5病院以上が必要とされている。実際に、日本でも1990年代の初めにこのプロジェクトに参加して、臨床指標を実測した国内の病院の例が知られている。

メリーランド病院協会の臨床指標には、院内感染発生率、外科手術部位感染、入院死亡率、新生児死亡率、周術期死亡率、予定しない再入院、予定しない外来処置後の入院、予定しないICUへの再入室、予定しない再手術、身体抑制、転倒・転落のほか、看護部門、薬剤部門など部門別の臨床指標も多数、用意している。

看護部門の臨床指標としては、ストラクチャー、プロセス、アウトカムを広く含んでいて資質と設備、体制、業務、看護量、アウトカム、教育など6領域からなっている。詳細は表8－4に示した。

【表8-4】 米国メリーランド病院協会の臨床指標(抜粋)

看護部業務の機能評価指標

資質と設備	資格:看護師、準看護師、助産師、保健師 専門看護師数、定着率、退職率 設備:看護用具/器材
体制	看護体制:2 :1 (I群の1) 、夜間勤務等看護加算 看護師(長)の専任制:現任教育、臨床実習指導、電算、RMT、ICT
業務	標準ケアー達成度、パス導入度、目標管理、看護計画立案率と達成率 在宅支援における退院援助:在宅介護準備のための家族指導数 在宅療養指導料件数：自己注射、自己腹膜還流、在宅血液透析、在宅酸素療法
看護量	日常生活援助の業務、診療介助への業務、環境整備への業務
アウトカム	医療事故数(患者安全性) :院内感染、褥瘡、プレアポイド、転棟/転落抑制数
教育	教育:就労前の技術研修、卒後研修(基礎研修Ⅰ・Ⅱ・Ⅲ、リーダー研修Ⅰ ・Ⅱ・Ⅲ) 看護実践能力評価:知識・判断・行為・行為の結果 改善提言:年度別目標管理、日常管理、年度毎の各委員会活動 看護研究:論文、学会報告 学生、研修生受入れ数

（4）National Quality Forumの看護指標

米国では看護の臨床指標についても、開発がさまざまな団体で行われている。ここでは２００３年におこなわれた非営利団体のNational Quality Forumが提唱した看護指標を紹介しよう。

指標は褥瘡発生率、転倒率、抑制率などからはじまって、院内感染に関連した尿路感染（ＵＴＩ）、血流感染（ＢＳＩ）、人工呼吸器関連肺炎（ＶＡＰ）など感染率、さらに禁煙指導、看護スキルミクス（正看護師、准看護師、助手の混合配置比率）、看護離職率などが挙げられている。

看護スキルミクスが取り上げられているのは、以下のような理由からだ。米国では正看護師と准看護師の教育的バックグラウンドが看護の質を反映していると考えられている。これは正看護師の比率の高い病院のほうが、質の高いサービスを提供し、正看護師の中でも大卒の看護師の多いほうが、医療事故が少ないという研究報告に基づく。

また米国では看護師の転職・離職率も同様に、看護の質の高さを表す指標として認識されている。

質の高い看護を提供している病院では看護師の転職・離職率が低い。日本でもその傾向はあるが、米国でも看護職はサラリーが一番のモチベーションにはなる訳ではないようだ。米国では看護師不足の時期、一時、看護師のサラリーを上げる対策が試みられた。しかしそれは一時的な解決にしかならず、結局、職場環境が悪い病院や看護の質の不良な病院では、すぐに看護師が辞め、転職・離職率に歯止めがきかないとのことだ。看護師も、働く場所として質の高いサービスを提供している病院、質の高いサービスを提供できる病院を選ぶ。そして一方、看護師の定着率の悪い病院では、医療事故の発生も多くなり、ますます看護師が定着しないという悪循環に陥る。

◎看護必要度と看護臨床指標

メリーランド病院協会の看護部門のアウトカム指標には、看護必要度が取り入れられている。我が国でも看護必要度の計測が定着するにつれ、看護必要度を看護の臨床指標に応用しようという動きもある。

DPCについて専門的に審議するため、中医協・基本問題小委員会の下に設置されている「DPC評価分科会」で、日看協元常任理事の嶋森好子委員が２００９年、「重症度・看護必要度による改善率」を看護の臨床指標とすることを提唱している。嶋森委員が、２００９年の1月の同分科会に提出した要望書では、看護のアウトカム指標やチーム医療の効果を測る指標として、患者の「重症度・看護必要度の改善率」を用いることを提案している。嶋森委員は「重症度・看護必要度は、既に導入されており、新たな負担を現場に求めるものではないので、指標としての導入は比較的容易であると考えている」と述べている。

すでに看護必要度は「一般病棟用の重症度・看護必要度に係る評価票」として7対1入院基本料用において２００８年度から導入されている。嶋森委員らが提唱するのは、この看護必要度の入院中の改善率に着目してこれを看護アウトカム指標として用いようという考え方だ。似たような考え方に、回復期リハビリテーション病棟に２００８年に導入された「重症患者回復病棟加算」がある。この加算は、看護必要度Ｂ票を用いて「日常生活機能評価」を計測し、10点以上を重症とし、重症群のうち３点以上改善したものが３割以上いることをアウトカムとして診療報酬でインセンティブを与えるという方法だ。

この考え方と同じように看護必要度の改善率を看護アウトカム指標として用いるというのが嶋森委員らの提案だ。ただこれにも異論はある。看護必要度はもともと「看護のモニタリング及び処置等」のＡ票と「患者の状況（日常生活機能評価）」のＢ票よりなる。このため看護必要度の改善が看護の質アウトカムの質に直結するかどうかについては、まだまだ議論をする必要があるだろう。たとえば、経口摂取を介助で行っている患者は看護の手間がかかると判断されるが、経管栄養となると「看護必要度」が、逆に下がり看護必要度の上からは改善されたと判断される。また、重症患者が多い病棟では、看護必要度の点数が改善しないことも十分考えられる。このため重症度で病棟間の補正すなわちリスク調整が必要となる。というわけで今後のこの看護必要度の改善を看護の臨床指標に用いるかどうかの議論の行方に注目したい。

◎慢性期医療における臨床指標

つぎに看護臨床指標にも関連が深い慢性期医療における臨床指標について最近の動きを見ていこう。日本慢性期医療協会（武久洋三会長）では２０１０年６月に慢性器医療機関の機能評価指標として「慢性期医療のクリニカル・インディケーター」（Version1）を公表した。これは同協会の「診療の質委員会」が策定したもので、医療や薬剤、看護・介護、リハビリテーション、検査、栄養、医療安全・院内感染防止対策、終末期医療、チーム医療、地域連携などの10領域で構成されている。たとえば看護・介護の領域では、「生涯教育体制が整っているか」「看護計画が立案され実行されているか」「入浴回数は適切か」。「必要な患者に対する体位変換は適切に行われているか」「褥瘡の治癒率（治療後２ヶ月）」「入院前に抑制が行われていた患者の入院後の解除率（入院後2ヶ月）」「現在、抑制が行われている患者の比率」などの指標を掲げている。

◎臨床指標の要件

さてこのように国内外で実測が行われ病院医療の質の測定と評価に用いられている臨床指標であるが、臨床指標の要件とその効果について、もう一度、ここでおさらいしておこう。

臨床指標の備えるべき要件とは、冒頭述べたように「アウトカム指標もしくはアウトカムに重大な影響を与えるプロセス指標であること」。この他に、「データー収集が比較的容易であること」、「医療の質指標としての代表性が高いこと」、「標準的な成績を施設間ベンチマークができること」、「改善への努力が反映されやすいこと」などが挙げられる。

上記の要件にもあるように、測定には現場の負担を考えて、できるだけ既存のデータベース、たとえばDPCデーターベースやレセプトデータベースの利活用をはかることが大切だ。とくにDPCの様式1にはすでに予定しない再手術（48時間以内）、予定しない外来処置後の入院、2日以内のICUへの再入室率、ICUへの緊急入室などの臨床指標がすでに埋め込まれている。今後、こうした様式1の臨床指標の充実と、その入力の必須化ないしは臨床指標入力に対するインセンティブも考えられてもよいだろう。

臨床指標の効果についても諸外国の経験から以下が期待できる。「診療内容の直接評価が可能」、「患者属性、医源性との関連が明確」、「診療過程に直接介入が可能」、「反復収集が容易という点で実施可能性が高い」、「患者重症度補正をすれば施設間比較が可能」、「診療現場での管理ツール、教育ツール、コミュニケーションツールとして有用」などである。

〈参考文献〉日本医療マネジメント学会編「臨床指標の実際～医療の質をはかるために～」じほう2005年

武藤正樹　（むとう・まさき）
国際医療福祉大学大学院教授・医療経営管理分野責任者
1949年神奈川県川崎市生まれ。1974年新潟大学医学部卒業、1978年新潟大学大学院医科研究科終了後、国立横浜病院にて外科医師として勤務。同病院在籍中1986年～1988年までニューヨーク州立大学家庭医療学科に留学。1988年厚生省関東信越地方医務局指導課長。1990年国立療養所村松病院副院長。1994年国立医療・病院管理研究所医療政策研究部長。1995年国立長野病院副院長。2006年より国際医療福祉大学三田病院副院長・国際医療福祉総合研究所長・同大学大学院教授、2007年より（株）医療福祉経営審査機構CEO、2011年より（株）医療福祉総合研究所代表取締役社長（兼務）、2013年4月より現職で現在に至る。
〈政府委員等〉医療計画見直し等検討会座長（厚生労働省2010年～2011年）、精神科医療の機能分化と質向上に関する検討会座長(厚生労働省2012年)、高度情報通信ネットワーク社会推進戦略本部「医療情報化に関するタスクフォース」レセプト情報等活用作業部会座長(内閣府2011年～2012年)、ジェネリック医薬品品質情報検討会委員(厚労省2008年～)、東京都地域対策協議会委員(東京都2008年～)、入院医療等の調査評価分科会会長（中医協2012年～）。

【連絡先】国際医療福祉大学大学院
〒107-0052 東京都赤坂8－5－34戸田ビル青山4階
tel 03-5772－3396　e-mail: mutoma@iuhw.ac.jp

プロフェッショナルナースのMBA～看護《かんご》・福祉《ふくし》のマネジメント～

2013年　7月1日　　初版発行

著者　武《む》藤《とう》正《まさ》樹《き》
発行者　常塚嘉明
発行所　株式会社 ぱる出版

〒160-0011　東京都新宿区若葉1-9-16
電話 03(3353)2835 — 代表　03(3353)2826 — FAX
03(3353)3679 — 編集
振替　東京 00100-3-131586
印刷・製本　中央精版印刷(株)

ISBN978-4-8272-0800-9　C3036

国際医療福祉大学大学院 医療経営管理分野
ヘルスケアＭＢＡ（経営学修士）コースのご案内

コースの概要

本コースは、マーケティング論、人事管理論、財務会計論、戦略統計論などの共通科目と、医療機関や地域医療に関するケースメソッドや演習、院生の個別の課題研究に取り組む実践コースです。

ヘルスケアＭＢＡコースは2年間の修士コースで、毎年募集をおこなっておりますので、ふるってご応募ください。

なお本コースは国際医療福祉大学大学院東京青山キャンパスで開講しており、詳細は以下の大学院ホームページからご覧になれます。

コース担当責任者

武藤正樹

連絡先

http://www.iuhw.ac.jp/daigakuin/faculty/health_welfare/management/index.html